Anaesthesiology and Resuscitation
Anaesthesiologie und Wiederbelebung
Anesthésiologie et Réanimation

85

Editors

Prof. Dr. R. Frey, Mainz · Dr. F. Kern, St. Gallen
Prof. Dr. O. Mayrhofer, Wien

Managing Editor: Prof. Dr. M. Halmágyi, Mainz

J. M. Unseld

Blutersatz durch stromafreie Hämoglobinlösung

Ergebnisse tierexperimenteller Untersuchungen

Mit 17 Abbildungen

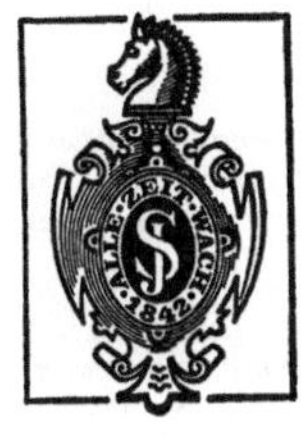

Springer-Verlag Berlin Heidelberg New York 1974

Dr. med. Johannes Michael Unseld

Zentralinstitut für Anaesthesiologie der Universität Tübingen

Library of Congress Cataloging in Publication Data
Unseld, Johannes Michael 1934 —
    Blutersatz durch stromafreie Hämoglobinlösung.
(Anaesthesiologie und Wiederbelebung, 85)
Bibliography: p.
1. Blood plasma substitutes. I. Title. II. Series: Anaesthesiology and resusci-
tation, 85. [DNLM: 1. Blood circulation-Drug effects. 2. Hemoglobin-Physiology.
3. Kidney-Physiology. 4. Plasma substitutes-Pharmacodynamics. 5. Shock,
Hemorrhagic-Drug therapy. W1AN104E v. 84/WH450 U59b]
RM175.U57   615'.31   74-17436

ISBN-13: 978-3-540-06975-1   e-ISBN: 978-3-642-46313-6
DOI: 10.1007/978-3-642-46313-6

Die Wiedergabe von Gebrauchsnamen, Warenbezeichnungen usw. in diesem Werk berechtigt auch
ohne besondere Kennzeichnung nicht zu der Annahme, daß solche Namen im Sinn der Warenzeichen-
und Markenschutzgesetzgebung als frei zu betrachten wären und daher von jedermann benutzt werden
dürften.

Das Werk ist urheberrechtlich geschützt. Die dadurch begründeten Rechte, insbesondere die der Über-
setzung, des Nachdruckes, der Entnahme von Abbildungen, der Funksendung, der Wiedergabe auf
photomechanischem oder ähnlichem Wege und der Speicherung in Datenverarbeitungsanlagen
bleiben, auch bei nur auszugsweiser Verwertung, vorbehalten. Bei Vervielfältigungen für gewerbliche
Zwecke ist gemäß § 54 UrhG eine Vergütung an den Verlag zu zahlen, deren Höhe mit dem Verlag
zu vereinbaren ist. © by Springer-Verlag Berlin Heidelberg 1974.

VORWORT

Durch die Untersuchungen von Herrn Dr. UNSELD wurde die alte faszinieren-
de Idee, Sauerstoffträgerlösungen ohne die bekannten Nachteile einer Voll-
bluttransfusion infundieren zu können, wieder aufgegriffen.

Experimentelle Untersuchungen mit Hämoglobinlösungen vor ca. 20 Jahren wurden wegen der dabei entstehenden Nierenschädigungen zunächst wieder aufge-
geben. 1967 gelang RABINER und Mitarbeitern der Nachweis, daß stromafreie
Hämoglobinlösungen keine Nierenfunktionsstörungen verursachen. Die Haupt-
vorteile einer solchen Hämoglobinlösung sind: expandierender Volumenersatz
mit gleichzeitiger Erhöhung der Sauerstofftransportkapazität, Unabhängig-
keit von Blutgruppeneigenschaften und keine Übertragung einer Transfusions-
Hepatitis. Das Ziel der vorliegenden Arbeit war, die grundlegenden Möglichkeiten einer therapeutischen Verwendung von Hämoglobinlösungen als Blutersatz zu erforschen. Dabei wurde vorwiegend die Wirkung auf die Nierenfunktion, den Kreislauf und die Sauerstoffaufnahme bzw.-abgabe sowohl beim normalen Tier als auch im hämorrhagischen Schock bei Zwergschweinen geprüft.
Die ersten Ergebnisse mit der von BONHARD (Firma Biotest) hergestellten
stromafreien Hämoglobinlösung mit einem Hb-Gehalt von etwa 6 g % ermutigten
aufgrund der guten Nierenfunktion zu weiteren Untersuchungen über Kreislauf,
Säure-Basen-Haushalt und Sauerstoffaufnahme. Zum Vergleich diente eine 5%-
ige Human-Albuminlösung.

Bei einer Halbwertzeit des infundierten Hämoglobins von durchschnittlich
2 1/2 Stunden kam es bei normovolämischen Zwergschweinen bei einem erheblichen Anstieg des arteriellen Mitteldruckes und Gesamtkreislaufwiderstan-
des bei gleichzeitiger leichter Abnahme des Herzzeitvolumens zu einer Kreislaufwirkung, die sich im Vergleich zu 5%igem Human-Albumin mit Zunahme des
Herzzeitvolumens und Verminderung des peripheren Widerstandes wesentlich
unterscheidet. Die Zunahme des Herzzeitvolumens durch Hämoglobinzufuhr ver-
größerte die arterio-venöse Differenz des Sauerstoffgehaltes bei nahezu unveränderter Gesamtsauerstoffaufnahme. Das tatsächliche Sauerstoffabgabevermögen des infundierten Human-Hämoglobins konnte anhand der arterio-venösen
Sauerstoffdifferenz des Plasmas nachgewiesen werden. Die Sauerstoffbindungskurve infundierten Human-Hämoglobins im Schweineplasma ist der menschlichen
O_2-Bindungskurve in einem Druckbereich von 20 - 50 Torr angeglichen. Es bestehen somit günstige Bedingungen für die Sauerstoffabgabe des Plasma-Hämoglobins. Eine vollständige Sättigung des Plasma-Hämoglobins mit Sauerstoff
wird allerdings durch leichte Methämoglobinbildung verhindert.Lediglich 10-
15% des zugeführten Hämoglobins wurden über den Urin ausgeschieden. Der
überwiegende Teil wird, wie aus Untersuchungen anderer Autoren hervorgeht,
durch Absorption über das Retikuloendothelial-System und Abbau zu Bilirubin,
teils durch einfache Ablagerung im Gewebe aus dem Plasma entfernt. Auch bei
dieser Untersuchungsreihe wurden keine Nierenfunktionsstörungen festgestellt.

In einem weiteren Abschnitt wird die Wirkung der Hämoglobinlösung im hämorrhagischen Schock untersucht. Die Infusion einer Hämoglobinlösung nach
einer etwa drei Stunden anhaltenden Schockphase hatte einen günstigen Einfluß auf den Kreislauf, insbesondere auf die Gesamtdurchblutung. Die im
Schock entstandene metabolische Acidose wurde innerhalb kurzer Zeit vollständig korrigiert, die erniedrigte Sauerstoffaufnahme stieg wieder an und
die arterio-venöse Sauerstoffdifferenz verkleinerte sich. Eine Bluttransfu-

sion zeigte ganz ähnliche Wirkungen auf die Kreislauffunktion. Eine durch
den Schock stark eingeschränkte Nierenfunktion wurde durch die Hämoglobinlösung wieder in Gang gebracht. Die günstigen Wirkungen hielten bis zu 3
1/2 Stunden an, bis die Halbwertzeit des infundierten Hämoglobins erreicht
war.

Somit geben die Untersuchungen von Herrn Dr. UNSELD wertvolle Einblicke in
das Verhalten des Kreislaufs einschließlich der Sauerstofftransportbedin-
gungen und der Nierenfunktion nach Infusion einer Hämoglobinlösung und bie-
ten vielseitige Anregung und Ermutigung zu weiteren differenzierten Unterschungen auf diesem bestechenden Sektor.

Tübingen, Juli 1973

Prof.Dr.med.R.SCHORER

Direktor des Instituts für Anaesthesiologie der Universität Tübingen

INHALTSVERZEICHNIS

I. ORIENTIERENDE UNTERSUCHUNGEN ÜBER DEN EINFLUß DER HÄMOGLOBINLÖSUNG AUF DIE NIERENFUNKTION VON ZWERGSCHWEINEN

Einleitung

Die Nierenfunktion nach Infusion einer stromafreien Hämoglobinlösung war bisher nur von der Arbeitsgruppe um RABINER, vor allem am Hund, untersucht worden (65, 70a, c). Da die von uns verwandte Hämoglobinlösung nach einer von BONHART (1971) abgewandelten Methode (13b) hergestellt wurde, sollte zuerst deren Wirkung auf einige Parameter der Nierenfunktion in einer kleinen Versuchsreihe geprüft werden.

Hämoglobinlösung

Die verwendete stromafreie Hämoglobinlösung wurde von BONHART nach einer eigenen Methode hergestellt (13b). Im Prinzip wurde Human-Hämoglobin aus Erythrocyten durch Hämolyse mit demineralisiertem, destilliertem Wasser herausgelöst, das Zellstroma durch Zentrifugieren und K-Ionen durch Kationenaustauscher entfernt. Als letzter Schritt erfolgte eine sterile Filtration. Vor Anwendung wurde das Präparat über ca. 1 Monat auf Keimfreiheit getestet. Im Unterschied zu der von RABINER (1967) angegebenen Herstellungsart wurde auf die Zwischenschaltung einer Dialyse zur K^+-Entfernung verzichtet, wodurch der 2,3-Diphosphoglyzeringehalt (DPG) in der Lösung konserviert werden konnte. Das 2,3-DPG ist zusammen mit H-Ionen und CO_2 ein wichtiges Regulans der Sauerstoffaffinität des Hämoglobins (BENESCH, BAUER) (8; 7c, 7d).

Um Isotonie mit dem Blutplasma zu erhalten, wurden der Lösung Elektrolyte und später zusätzlich Glucose zugegeben, da der Methämoglobingehalt mit Hilfe der Glucose niedrig gehalten werden konnte. Tabelle 1 gibt die Zusammensetzung der verschiedenen Lösungen an.

Tabelle 1. Zusammensetzung der Hämoglobinlösung

Chargen-Nr.	7101117	710302	710325	710629
Hb-Gehalt g/l	58	56	58	61
Na mval/l	158	40	42	35
K mval/l	0,8	4,4	5,0	3,9
Cl mval/l	100	30	30	30
Acetat mval/l	28	–	–	–
Glucose g/l	–	42	40	40
pH	7,35	7,20	7,50	7,45
Osmolarität mosm/l	286,8	307,4	299	290,9

Bei den ersten orientierenden Versuchen wurde eine Hämoglobinlösung (Nr. 701 117) mit hohem Na^+-Gehalt (158 mval/l) verwandt, bei den folgenden Untersuchungen in Normovolämie und im hämorrhagischen Schock wurde eine Lö-

sung mit niedrigem Na-Ionengehalt (40 mval/1) benützt. Es ergab sich somit
die Möglichkeit zwei Lösungen unterschiedlichen Na-Ionengehalts auf die
Urinausscheidung zu prüfen.

Die Lösung war bei Aufbewahrung bei 4°C mindestens 4 Monate haltbar.

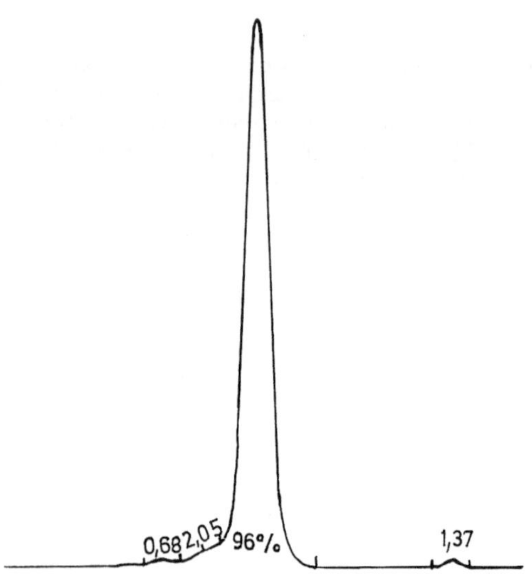

Abb. 1. Die Elekrophorese der Hb-Lösung ergab eine fast absolut reine
Hämoglobinlösung. Bei den langsamer wandernden Fraktionen (0,68% und
2,05%) dürfte es sich um HbA handeln. Die 1,37% betragende Fraktion war
nur in der Acetatfolie nachweisbar, dagegen nicht im Stärkegel

Elektrophorese : Im Stärkegel stellte sich eine fast absolut reine Hämoglobinlösung dar. Bei 1-2 langsamer wandernden Fraktionen, die Benzidin
positiv sind, handelt es sich wohl um Hämoglobin-A_2. Die Fraktion 4 der
Acetat-Folie war im Stärkegel nicht nachweisbar[1].

Meßprinzip

Bei 6 weiblichen Zwergschweinen wurde in Narkose ein zentralvenöser Katheter zur Blutentnahme und Infusion der Hämoglobinlösung, sowie ein Blasenballonkatheter angelegt. Danach wurden am wachen Tier Urinausscheidung,
endogene Kreatinclearance, sowie bei 3 Tieren auch die ^{51}Cr-EDTA-Clearance,
über eine 3-stündige Ausgangsperiode gemessen und anschließend die Hämoglobinlösung infundiert. Nach der Infusion wurden dieselben Messungen ebenfalls über eine 3-Stundenperiode wiederholt und die Ergebnisse mit Ausgangswerten verglichen. Zusätzlich wurden der Plasma-Hämoglobin-Spiegel und die
Hämoglobinexkretion im Urin verfolgt.

---

[1]Für die Durchführung der Elektrophorese sei Herrn Dr. med. F. TISCHEN-
DORF von der Medizinischen Klinik der Universität Tübingen herzlich gedankt.

Methodik

Nach Prämedikation mit Ketamin, 200 - 250 mg intramuskulär, wurden 6 zwischen 17,5 und 37 kg schwere Jungsauen, worunter sich 3 Landrasse und 3 Minipigs befanden, mit Halothan, Lachgas und Sauerstoff über eine Maske narkotisiert, die Trachea intubiert und die Atmung mit einem Bennett BA4 assistiert, bzw. kontrolliert. Über eine V. sectio am Vorderbein wurde ein PVC-Katheter in die obere Hohlvene vorgeschoben und in dieser Lage befestigt. Nach einer von KONOLD angegebenen Methode (48) wurde ein Blasenballonkatheter mit Hilfe eines Proktoskops in die Urethra eingeführt, um die Urinausscheidung quantitativ und fortlaufend messen zu können. Nach Abschluß der Vorbereitungen ließ man das Tier erwachen und brachte es in einen Stoffwechselkäfig, um am wachen Tier die Versuche durchführen zu können. Die Flüssigkeitszufuhr bestand aus 500 ml einer Halbelektrolytlösung [2] (Na-Ionengehalt 70 mval/1) während der Vorbereitung und in Clearanceperiode I (Ausgangswerte), zusätzliche 500 ml wurden nach Infusion der Hämoglobinlösung langsam während der folgenden 12 - 14 Stunden zum Offenhalten des venösen Katheters infundiert.

Urinfluß und endogene Kreatinclearance wurden in einer jeweils 3-stündigen Clearanceperiode vor der Infusion der Testlösung (Periode I), sofort danach (Periode II) und in den anschließenden 10 - 12 Stunden über Nacht (Periode III) bestimmt. Die zugehörigen Blutentnahmen erfolgten jeweils am Ende der Clearanceperiode.

Bei 3 Tieren wurde in Clearanceperiode I und II auch die ^{51}Cr-EDTA-Clearance [3] entsprechend einer von SCHRÖDER (78) ausführlich beschriebenen Methode gemessen. Die notwendigen Blutentnahmen wurden nach 7, 17, 80, 120, 160 und 200 min durchgeführt. Diese Methode ist ein Maß für die glomeruläre Filtration, da die verwandte Testsubstanz, nämlich ^{51}Cr-EDTA, ausschließlich über diese Teilfunktion der Niere ausgeschieden wird. Sie entspricht somit der Inulinclearance, ist jedoch mit einer etwas größeren Fehlermöglichkeit behaftet. Da hier weniger die absoluten Werte als eine durch die Hämoglobininfusion verursachte Änderung des Glomerulumfiltrats interessierte, erschien uns die Methode durchaus geeignet, diese Teilfunktion der Niere orientierend zu bestimmen.

Die Plasma- und Urin-Hämoglobinspiegel wurden vorher, sofort nach der Infusion der Hämoglobinlösung, nach 3, 5 und 13 Stunden mit Hilfe einer von HUNTER (41) angegebenen photometrischen Methode bestimmt.

Ergebnisse

Die Wirkung einer Hämoglobinlösung mit hohem Na^+-Gehalt (158 mval/1) auf den Urinfluß, die endogene Kreatininclearance und die ^{51}Cr-EDTA Clearance ist in Tabelle 2 zusammengefaßt. Es ist ersichtlich, daß die Hämoglobinlösung in der auf die Infusion folgenden 3 Stunden-Periode eine Diuresesteigerung um 44% auslöste, die statistisch signifikant war. Die endogene Kreatininclearance dagegen war gegenüber der Ausgangsperiode nicht wesentlich verändert.

---

[2] Biosteril HL 5

[3] Für die Berechnung der ^{51}Cr-EDTA-Clearance möchten wir Herrn Dr.med.J. SCHRÖDER (Medizinisches Strahleninstitut der Universität Tübingen) hiermit herzlich danken.

Tabelle 2. Verhalten von Urinausscheidung, Kreatinin- und ^{51}Cr-EDTA-Clearance vor und nach Infusion einer stromafreien Hämoglobinlösung (Na$^+$-Gehalt 158 mval/l). Mittelwerte ($\bar{x}$), Streuung der Einzelwerte (s) und Standardfehler des Mittelwertes ($s_{\bar{x}}$) von 6 Tieren

Clearanceperioden	I	II	III
Urinfluß (ml/min)	n = 6	n = 6	n = 4
$\bar{x}$	1,00	1,446	1,212
s	$\pm$ 0,652	$\pm$ 1,025	$\pm$ 0,395
$s_{\bar{x}}$	$\pm$ 0,266	$\pm$ 0,418	$\pm$ 0,197
Prozentuale Änderung (Periode I = 100)		+ 44%[1]	+ 21%[2]
Endogene Kreatininclearance (ml/min)	n = 6	n = 6	n = 4
$\bar{x}$	65,2	88,9	80,9
s	$\pm$ 40,9	$\pm$ 68,8	$\pm$ 28,2
$s_{\bar{x}}$	$\pm$ 16,7	$\pm$ 28,0	$\pm$ 14,1
Prozentuale Änderung (Periode I = 100)		+ 36%[2]	+ 24%[2]
[51]Cr-EDTA-Clearance (ml/min) von 3 Tieren			
$\bar{x}$	68,1	49,6	83,5
Prozentuale Änderung (Periode I = 100)		− 27%	+ 23%

[1] p= 0,025 (t-Test für Paare)

[2] p= 0,10 (t-Test für Paare)

Die in den anschließenden 12 - 14 Stunden gemessenen Werte für Urinfluß und Kreatininclearance entsprachen etwa den Werten vor der Infusion.

Die bei drei Tieren mitgemessene ^{51}Cr-EDTA-Clearance fiel unmittelbar nach der Infusion etwas ab, im Mittel um 27%, stieg jedoch am nächsten Vormittag wenigstens bei einem Tier, das nochmals kontrolliert wurde, wieder um ca. 23% an. Möglicherweise zeigte sich hier eine geringradige, aber vorübergehende Nierenfunktionsstörung, die allerdings in einer größeren Untersuchungsreihe objektiviert werden müßte. Die insgesamt günstigen Ergebnisse mit keiner oder nur geringgradiger Einschränkung der Nierenfunktion nach Infusion einer Hämoglobinlösung ermutigten uns zu weiteren und umfangreicheren Untersuchungen.

Diskussion

Die Infusion der Hämoglobinlösung verursachte eine Diuresesteigerung bei unveränderter Kreatininclearance. Die als orientierende Versuchreihe geplante und durchgeführte Prüfung dieser beiden Parameter der Nierenfunktion ergab am wachen Tier keinen Anhalt für eine wesentliche Störung. Ähnliche Infusionen einer stromafreien Hämoglobinlösung wurden bisher nur an narkotisierten Hunden von RABINER und Mitarb. durchgeführt (65, 70a, 70c). Diese Autoren hatten zusätzlich eine Blutentnahme von 25 - 28 ml/kg Körpergewicht durchgeführt und sofort anschließend entweder eine stromafreie Hämoglobinlösung oder das entnommene Blut gegeben. Ein Vergleich der Harnstoff-, Kreatinin- und PAH-Clearences ergab keinen Unterschied, ob nun Blut oder eine Hämoglobinlösung infundiert worden war. Die Diurese hatte nach Hämoglobininfusion um 227%, nach Blut um 46% zugenommen. Auch nach vorausgehender Dehydratation oder verminderter Nierendurchblutung im Goldblattversuch fand sich bei Prüfung der Kreatinin- und PAH-Clearances kein Anhalt für eine Funktionseinschränkung. Weiterhin konnte bei histologischen Untersuchungen, die nach 1 - 6, und bis zu 22 Tagen im Anschluß an die Infusion einer stromafreien Hämoglobinlösung durchgeführt wurden, keine morphologischen Schäden festgestellt werden. Andererseits führen ungereinigte, hämolytische Hämoglobinlösungen zu ganz bestimmten morphologisch faßbaren Parenchymschäden (14, 16, 42, 58). Hierbei kommt der Hämoglobinablagerung in den kleinen Nierengefäßen eine besondere Bedeutung zu, da wahrscheinlich die daraus resultierende Ischämie für die auftretenden Defekte verantwortlich ist. Intravasale Fibrinniederschläge und glomeruläre Schänden konnten auch experimentell erzeugt und durch elektronenmikroskopische Untersuchungen nachgewiesen werden (94). Daß die intravasale Blutgerinnung die wichtigste Ursache des Nierenversagens nach einer Hämolyse darstellt, konnte durch Versuche erhärtet werden, die zeigten, daß hämolysiertes Blut die Gerinnung stimuliert und daß die gerinnungsaktiven Substanzen im Erythrozytenstroma und nicht in der Hämoglobinfraktion vorhanden sind (70b). RABINER und Mitarb. benützten das Fehlen gerinnungsaktiver Substanzen als Test für die Reinheit der stromafreien Hämoglobinlösung.

Vergleich mit den synthetischen Plasmaexpandern

Bei der normalen Niere verursachen die synthetischen Plasmaexpander keine Funktionsstörung, man findet jedoch histologische Veränderungen im Sinne einer tubulären Vakuolisierung (27a, 29, 40) oder auch sog. Paraproteinkörperchen in den Zellen der Harnkanälchen, die leicht reversibel sind (27b). Damit einhergehend besteht eine ganz geringe, durch den Phenolrottest nachweisbare, funktionelle Beeinträchtigung, die als Ausdruck einer vorübergehenden Überlastung der Nierentubuli angesehen werden kann (40).

Zusammenfassend läßt sich feststellen, daß sowohl anhand der in der Literatur mitgeteilten Ergebnisse als auch auf Grund eigener Versuche die Anwendung einer stromafreien Hämoglobinlösung als Plasmaexpander, bzw. Blutersatz durchaus erfolgversprechend sein könnte, da keine wesentliche Beeinträchtigung der Nierenfunktion zu erwarten ist.

II. UNTERSUCHUNG IN NORMOVOLÄMIE: AUSWIRKUNGEN EINER STROMAFREIEN HÄMOGLO-
BINLÖSUNG AUF KREISLAUF, SAUERSTOFFTRANSPORTVERMÖGEN UND SAUERSTOFFAUFNAH-
ME, SOWIE AUF DIE NIERENFUNKTION BEIM NARKOTISIERTEN ZWERGSCHWEIN

Einleitung

Die vorhergehenden Versuche hatten die relative Indifferenz der Hämoglobinlösung gegenüber der Nierenfunktion gezeigt. In einer größeren Versuchsreihe sollten nun die Auswirkungen der stromafreien Hämoglobinlösung
auf Kreislauf, Säure-Basenstatus und Sauerstoffaufnahme bestimmt und dabei
auch die Nierenfunktion einer nochmaligen Prüfung unterzogen werden. Zum
Vergleich diente eine 25%ige Human-Albuminlösung, die zwar ähnliche Plasmaexpandereigenschaften besitzt wie die Hämoglobinlösung, jedoch keine
Sauerstoffträgerkapazität, welche über den physikalisch gelösten Sauerstoff hinausgehen würde.

Meßprinzip

Kreislauf: An narkotisierten Jungsauen wurde vor und bis zu 4 Stunden nach
der jeweiligen Testinfusion Herzzeitvolumen, arterieller Mitteldruck,
Schlagvolumen, Herzfrequenz und gesamter peripherer Widerstand bestimmt.
Zu den einzelnen Meßperioden wurden arterielle und venöse Blutgasanalysen
durchgeführt. Die Beatmung wurde dabei konstant gehalten.

Sauerstoffaufnahme: Der Sauerstoffgehalt des arteriellen und venösen Blutes wurde nach der Formel

$$g\% \ Hb \ x \ SO_2 \ x \ 1,39$$

berechnet, wonach die arterio-venöse Differenz des Sauerstoffgehalts des
Blutes gebildet werden konnte. Nach dem Fickschen Prinzip ergab sich dann
die Sauerstoffaufnahme aus Herzzeitvolumen x arterio-venöse Differenz (50).

Nierenfunktion: In gleichen Zeitperioden vor und unmittelbar nach der jeweiligen Testinfusion wurden Urinvolumen, endogene Kreatininclearance und
Elektrolytausscheidung bestimmt, sowie nuklearmedizinische Clearanceunter-
suchungen mit ^{51}Cr-EDTA durchgeführt.

Hämoglobinlösung

Die Untersuchungen in Normovolämie wurden mit den in Tabelle 1 angegebenen
Hämoglobinlösungen Nr. 710302 und 710325 durchgeführt. Es handelte sich um
Lösungen mit einem Hämoglobingehalt von 5,6 bzw. 5,8 g%, einem Glukosezu-
satz von ca. 4 g% und einem niedrigen Na^+-Gehalt von etwa 40 mval/1 Na-
Ionen.

Human-Albumin

Bei 4 Tieren wurde eine salzarme (Na-Ionen 10 mval/1) 5%ige Human-Albuminlösung [1], bei 2 Tieren eine 5%ige Albuminlösung in 0,9% NaCl verwendet.

---

[1] Human-Albumin Biotest

Tiere

Die Untersuchungen wurden bei 15 zwischen 19 und 28 kg schweren Jungsauen
durchgeführt. In der Hämoglobinreihe wurden 10 Minipigs [2] und 4 Landrasse
insgesamt 15 Hämoglobininfusionen verabreicht. (1 Minipig erhielt die Hb-
Lösung zweimal). 6 Minipigs erhielten eine Albumininfusion. 5 dieser Tiere
gehörten gleichzeitig auch zur Hämoglobinreihe. Es erhielten 3 Tiere zuerst die stromafreie Hb-Lösung und nach 10 - 14 Tagen die Human-Albuminlösung infundiert. Von den 3 Tieren, die zuerst die Human-Albuminlösung
bekamen, verendete 1 Tier 4 Tage später aus unbekannter Ursache, den ver-
bleibenden 2 Tieren wurde nach 10 - 14 Tagen die Hb-Lösung gegeben. Somit
erhielten 9 Tiere (5 Minipigs und 4 Landrasse) nur die Hb-Lösung, 5 Minipigs die Hb- und die Albuminlösung und 1 Minipig nur das Albumin. Das Ergebnis der Urinausscheidung bei den 5 Tieren, die sowohl Albumin als auch
Hämoglobin erhielten, ist in Abb. 6 und in Tabelle 16 gesondert dargestellt.
In allen anderen Abbildungen und Tabellen sind die Werte dieser 5 Tiere
mitverwendet.

Gang der Untersuchung

Der die Hämodynamik betreffende Teil der Untersuchung wurde zusammen mit
Ch. Jung, die Prüfung der Nierenfunktion zusammen mit E. Jahn-Milling
durchgeführt.

Als Prämedikation erhielten die Tiere 4 - 6 ml Azaperon (200 - 300 mg)
(Stresnil) intramuskulär injiziert. Innerhalb von 10 - 15 Minuten legten
sich die Tiere auf die Seite, konnten gewogen und auf den Operations-Tisch
gebracht werden. Nach Vertiefung der Narkose, bei den Minigersauen durch
Inhalation von Lachgas-Halothan-Sauerstoff über eine Maske, bei den Landrassesauen durch i.v. Injektion von (25 - 50 mg) Hypnodil (1 - 2 ml) über
eine Ohrvene, wurden die Tiere endotracheal intubiert und mittels Bennett
BA 4 kontrolliert beatmet. Um die Kreislauf- und Nierenfunktionen möglichst
wenig durch die Narkose zu beeinflussen, wurde ein sehr oberflächliches
Narkosestadium aufrechterhalten. Dies wurde bei den Minigersauen durch
kleine Halothankonzentrationen, 0,3 - 0,5 Vol%, bei den Landrassesauen
durch wiederholte Injektionen kleiner Dosen (0,5 - 1,0 ml) von Azaperon
und Hypnodil erreicht. Nötigenfalls wurde mit Alloferin, 3 - 5 mg intravenös, relaxiert.

Um die Beatmung konstant zu halten, wurden Atemfrequenz und Atemhubvolumen
am Bennett-Respirator so eingestellt daß die mit einem URAS gemessene
endexspiratorische CO_2-Konzentration zwischen 3,8 und 4,2 Vol% lag, was
im arteriellen Blut bei dieser Messanordnung einen CO_2-Druck von 35 Torr
ergab.

Die Körpertemperatur wurde rektal mit einem Sekundenthermometer (Fa. Ull-
rich) überwacht. Ein Absinken der Körpertemperatur konnte durch Bedecken
der Tiere und Aufheizung des Raumes verhindert werden. Zur Prüfung der
hämodynamischen Parameter wurde über die freigelegte Vena cephalica ein
PVC-Katheter unter Druckkontrolle in den rechten Ventrikel vorgeschoben.
Wenn jedoch hier eine Blutentnahme nicht mit genügender Leichtigkeit gelang, mußte die Katheterspitze in den rechten Vorhof zurückgezogen werden. An dieser Stelle wurde sowohl das venöse Mischblut entnommen als
auch die Kältelösung zur Bestimmung des Herzzeitvolumens injiziert.

---

[2] Die Tiere stammten aus dem Bestand des Tierzuchtinstituts der Universität Göttingen.

Die A. femoralis wurde freigelegt, eine Thermistorsonde zur Messung des
Herzzeitvolumens mittels Thermodilution in den Aortenbogen vorgeschoben
und zusätzlich ein PVC-Katheter zur arteriellen Druckmessung eingeführt.
Der mittlere arterielle Druck wurde von einem Druckmeßkopf aufgenommen und
von einem elektrisch gedämpften Druckmeßgerät (Hellige) abgelesen.

Das Herzzeitvolumen wurde mit der Thermoinjektionsmethode und direkt an-
zeigendem Rechengerät bestimmt (77). Im Prinzip wurden hierbei 11,4 ml
eiskalter Ringerlösung über einen Katheter in den rechten Vorhof injiziert,
und die dadurch bedingte Änderung der Bluttemperatur von der im Aortenbogen
liegenden Thermistorsonde in Form einer Temperatur-Verdünnungskurve regi-
striert. Die vom Rechengerät direkt angezeigten Werte wurden bei jeder Kurve notiert und dienten bei der rechnerischen Auswertung einiger Kurven zur
Kontrolle der Direktanzeige. Die Herzfrequenz wurde von einem Erbe-Pulsme-
ter fortlaufend angezeigt und bei jeder Herzzeitvolumenbestimmung notiert.

Die Einzelmessungen wurden in Meßperioden von 5 - 15 Minuten Dauer zusammengefaßt, wobei jeweils 3 - 5 Bestimmungen von Herzzeitvolumen, arteriellem Mitteldruck (P̄art) und Herzfrequenz durchgeführt wurden. Aus den Mit-
telwerten dieser Einzelmessungen wurden Schlagvolumen und der gesamte periphere Widerstand errechnet.

Die Kreislaufparameter konnten vor der beabsichtigten Testinfusion über
mindestens 1 - 2 Stunden hinweg verfolgt werden, da die gleichzeitig durchgeführten Clearancemessungen etwa 3 Stunden in Anspruch nahmen. Während der
Hämoglobininfusion wurden zwei Meßperioden nach 15 und 25 Minuten eingefügt,
während der Albumininfusion nur eine Meßperiode nach 25 Minuten. Nach der
Testinfusion wurden die Kreislaufgrößen alle 30 Minuten über 4 Stunden hinweg verfolgt.

Das Blutvolumen wurde mit ^{125}J-Albumin bei einem Tier nach Hämoglobin und
bei zwei Tieren nach Albumin bestimmt. Der Hämatokrit wurde mit der Mikro-
zentrifuge (Hawkley) im arteriellen und venösen Mischblut, das Gesamthämoglobin mit der üblichen photometrischen Kaliumferricyanidmethode gemessen.
Plasma-Hämoglobin wurde nach einer von HUNTER (32, 41) angegebenen Methode,
Plasma-Methämoglobin indirekt nach Überführen in CO-Hämoglobin und Messung
der Extinktionszunahme bei 546 nm mit Hilfe des Spektralphotometers PM 4
(Zeiss) bestimmt (KIESE, 1947) (45).

Blutgasanalyse und Sauerstoffaufnahme

Im arteriellen und venösen Mischblut wurden die Sauerstoffsättigung mittels
Hellige-Oxymeter, die zugehörigen O_2-Drucke mit der PO_2-Elektrode von Radio-
meter, die pH und PCO_2-Werte mit Hilfe des Mikroastrupgeräts gemessen. Weitere Säure-Basen-Werte wurden anhand eines Nomogramms von HEISLER-SCHORER
ermittelt (86).

Der Sauerstoffgehalt des arteriellen und venösen Blutes wurde aus g%Hb x
SO_2 x 1,39 in ml/100 ml + PO_2 0,0213 ml (67) errechnet und die arterio-venöse Differenz für Sauerstoff ($avDO_2$) gebildet. Die Sauerstoffaufnahme ergab sich dann entsprechend der Fickschen Formel aus HZV x $avDO_2$.

Sauerstoffgehalt des Plasmas

Der Sauerstoffgehalt des Plasmas wurde bei 4 Tieren sofort nach Infusion
einer Hämoglobinlösung mit Hilfe der PO_2-Elektrode gemessen (34, 56, 89).

Im Prinzip wurde hierbei Blut, bzw. Plasma anaerob mit Kaliumferricyanid
gemischt und dadurch der Sauerstoff quantitativ aus seiner chemischen Bindung an Hämoglobin ausgetrieben. Es steigt der physikalisch gelöste Anteil
des Sauerstoffs entsprechend an, und aus der Zunahme des Sauerstoffdrucks
wird unter Berücksichtigung der verwandten Volumina von Plasma und Kaliumferricyanid der Sauerstoffgehalt in ml/100ml berechnet[3]. Für die anaerobe
Abtrennung des Plasmas wurde heparinisiertes Blut in Paraffin unterschich-
tet und zentrifugiert, wodurch ein ausreichender Luftabschluß gewährleistet war.

Um die Sauerstoffbeladung des Plasma-Hämoglobin zu erhalten, wurde der
physikalisch gelöste Sauerstoffanteil des Blutes entsprechend den arteriellen PO_2 und pH Werten anhand eines Nomogramms von BIRD (11) bestimmt
und vom Gesamt-Sauerstoff-Gehalt des Plasmas abgezogen. Die Sauerstoffkapazität des zugeführten Hämoglobin war von HEISLER[4] mit 1,22 ml/1g Hämoglobin als etwas unter dem Normalwert von 1,34 - 1,39 ml/1g Hämoglobin ge-
legen gefunden worden. Somit konnte aus dem von uns gemessenen Plasma-
Hämoglobingehalt multipliziert mit 1,22 die theoretische Sauerstoffkapazität des Plasma-Hämoglobin berechnet und damit auch die relative Sauerstoffsättigung des infundierten Hämoglobins abgeschätzt werden.

Nierenfunktion

Zur Prüfung der Nierenfunktion wurde wie im vorangehenden Teil der Untersuchung ein Blasenballonkatheter eingeführt. Eine Flüssigkeitszufuhr erfolgte schon während der Vorbereitungen in Form einer Halbelektrolytlösung[5]. Während der Untersuchung stellte die zur Messung des Herzzeitvolumens mittels Thermodilution benützte Ringerlösung eine zusätzliche geringe Flüssigkeitszufuhr dar. Insgesamt wurden somit zwischen 5 und 12 ml/kg/h
an Flüssigkeit sowohl vor als auch nach der jeweiligen Testinfusion verabreicht.

Urinfluß, endogene Kreatininclearance, Na^+- und K^+-Asscheidung wurden in
den jeweils 3 Stunden dauernden Clearanceperioden I (vorher) und II (sofort
im Anschluß an die Testinfusion), und zusätzlich in einer 12 - 15 Stunden
dauernden Nachtperiode III gemessen. Die entsprechenden Blutentnahmen,
ebenso die Kontrolle der Plasmaspiegel[6] von Cholesterin, Gesamteiweiß,
Bilirubin, Harnstoff und Harnsäure wurden jeweils am Ende der Clearanceperiode durchgeführt.

Die ^{51}Cr-EDTA-Clearance wurde in den Clearanceperioden I und II bei 8 Tieren der Hämoglobin-Gruppe und bei 2 Tieren nach Albumin gemessen. Die In-

---

[3] Für die Durchführung dieser Messungen sei Herrn BOYSEN, Frankfurt, herzlichst gedankt.

[4] Dr. med. N. HEISLER, Max-Planck-Institut für experimentelle Medizin,
Göttingen.

[5] Tutofusion HG 5.

[6] Für die Untersuchung der vielen Plasma- und Urinproben sei Herrn Professor Dr. EGGSTEIN und seinen Mitarbeitern im Labor der Medizinischen
Klinik der Universität Tübingen herzlich gedankt.

der Ju...
ABTEILUNG FÜR ...

jektion der Testsubstanz und die Blutentnahmen erfolgten über den Rechts-
herzkatheter. Die Berechnung der ^{51}Cr-EDTA-Clearance wurde wieder in der
von SCHRÖDER (78) angegebenen Weise vorgenommen[7].

Statistik

Aus den vor, während und nach der untersuchten Infusion erhaltenen Meßwerten wurden das arithmetische Mittel $\bar{x}$, die Standardabweichung s und der
Standardfehler des Mittelwertes $s_{\bar{x}}$ berechnet. Die Mittelwerte und deren
Streuung wurden in Prozent des jeweiligen Ausgangswertes kurvenmäßig dargestellt. Die Prüfung auf Signifikanz erfolgte mit Hilfe des Mittelwert-
vergleiches gepaarter Stichproben (t-Test für Paare) und, sofern mindestens
8 Meßwerte vorhanden waren, auch mit dem Wilcoxon-Test für Paare. Dabei
wurden für jedes Tier die Meßwerte nach der Infusion mit den Ausgangswerten verglichen, und Mittelwert und Standardabweichung dieser Differenzen
gebildet. Der daraus ermittelte Unterschied, ob signifikant oder nicht,
ist jeweils durch eine Fußnote angegeben, welche in den Tabellen der entsprechenden prozentualen Abweichung vom Ausgangswert beigefügt wurde. Die
Angabe der Mittelwerte und deren Standardabweichung soll nur die Streuung
innerhalb der einzelnen Gruppen verdeutlichen[8].

Zur Unterscheidung einer etwaigen verschieden starken Zunahme (oder Abnahme) der Albumin- gegenüber der Hämoglobin-Gruppe wurde der t-Test für unabhängige Stichproben unterschiedlichen Umfangs verwandt.

Ergebnisse: (Normovolämie)

Allgemeine Verträglichkeit

Die Infusion einer stromafreien Lösung von Human-Hämoglobin wurde von den
Minipigs insgesamt gut toleriert, jedoch kam es in etwa ein Drittel der
Fälle zu allergischen Reaktionen mit ödematöser Schwellung der Schleim-
häute und der Oberhaut an Ohren und Schnauze. In der Albumingruppe waren
diese Reaktionen weniger stark ausgeprägt oder nicht vorhanden, obwohl es
sich ebenfalls um Humaneiweiß gehandelt hatte.

Mortalität: 1 Tier starb ca. 2 Stunden nach einer Hämoglobininfusion von
41 ml/kg Körpergewicht am Lungenödem. Die histologische[9] Untersuchung ergab
eine schwere konfluierende Pneumonie, sonst keine auffallenden Veränderungen. Insbesondere erschien die Niere histologisch nicht durch die Hämoglobin-Infusion beeinträchtigt zu sein.

[7] Für die Durchführung der Berechnungen sei Herrn Dr. med. J. SCHRÖDER vom
Medizinischen Strahleninstitut der Universität Tübingen herzlich gedankt.

[8] Für die statistische Beratung sei Frau Professor Dr. P. GEPPERT hiermit
herzlich gedankt.
(Institut für Biometrie der Universität Tübingen)

[9] Für die histologische Untersuchung sei Herrn Dozent Dr. MEYER vom Patho-
logischen Institut (Direktor Professor Dr. BOHLE der Universität Tübingen
herzlichst gedankt.

Je 1 Tier der Hämoglobin-Gruppe und 1 Tier der Albumingruppe verendeten
innerhalb einer Woche nach der Infusion, wobei die Todesursache retrospek-
tiv nicht mehr festgestellt werden konnte.

Bei dieser insgesamt geringen Mortalität und der relativ guten Verträglichkeit trotz mäßiggradiger allergischer Nebenwirkungen infolge der Fremd-
einweißzufuhr lassen sich keine nachteiligen Schlußfolgerungen für die Hämoglobinlösungen ableiten. Vielmehr muß festgestellt werden, daß es offenbar gelungen ist, eine reine stromafreie Hämoglobinlösung zu gewinnen, die
keine toxischen Nebenwirkungen besitzt.

Die Ergebnisse der Kreislaufuntersuchungen sind in den Tabellen 3 - 7 aufgeführt, wobei wegen der großen Anzahl von Einzelmessungen nur die Mittelwerte, die Streuung der Einzelwerte und der Standardfehler des Mittelwertes
angegeben sind. Die in der Zeit von -70 bis -5 Minuten vor der Testinfusion gewonnenen Werte aus 3 Meßperioden wurden zu einem Ausgangswert zusammengefaßt. Die durch die Infusion von Albumin bzw. Hämoglobin bewirkten
Veränderungen der untersuchten Kreislaufgrößen sind in der Abb. 2. in Prozent der Ausggangswerte dargestellt. Man sieht, daß die beiden hier geprüften Infusionslösungen sehr unterschiedliche Wirkungen hatten.

Herzzeitvolumen (Tabelle 3 und Abb. 2)

Nach Infusion von 5% Human-Albumin stieg das Herzzeitvolumen um 10 - 15%
an, blieb über etwa 2 Stunden leicht erhöht und hatte nach 3 Stunden praktisch den Ausgangswert wieder erreicht. Der leichte Anstieg des Herzzeitvolumens war jedoch nur unmittelbar nach der Infusion, in der bei 10 Minuten durchgeführten Meßperiode, und erst bei einer Signifikanzwahrschein-
lichkeit von P<0,10 statistisch signifikant. Es bestand also zu diesem Zeitpunkt eine deutliche Tendenz für eine Erhöhung der Durchblutung, die offenbar wieder nachließ und in den folgenden Stunden statistisch nicht mehr
nachweisbar war. Anders nach Infusion der stromafreien Hämoglobinlösung.
Schon während der Infusion setzte ein deutlicher Abfall des Herzzeitvolumens ein, der nach 25 Minuten, als etwa 250 - 300 ml der Hämoglobinlösung infundiert waren, gegenüber dem Ausgangswert statistisch signifikant
war. Im Beobachtungszeitraum von 4 Stunden blieb diese deutliche Verminderung des Herzzeitvolumens bestehen. Auch am Ende des Versuchs waren im
Mittel um 25 - 30% unter dem Ausgangswert gelegene Meßwerte zu registrie-
ren.

Arterieller Mitteldruck

Nach Albumin waren nur geringe Schwankungen des mittleren arteriellen
Drucks zu erkennen, die statistisch nicht signifikant waren (Tabelle
4 und Abb. 2).
Bei Hämoglobin stieg der mittlere arterielle Druck schon während der Infusion um 21 - 29 % an und erreichte in den nachfolgenden 2 - 4 Stunden ein
Maximum, das um 45 - 47% über den Ausgangswerten lag. Der Anstieg konnte
gleich zu Beginn der Infusion, in der Meßperiode zwischen 5 und 10 Minuten, statistisch gesichert werden und war im gesamten Beobachtungszeitraum statistisch hochsignifikant (Tabelle 4).

Gesamter Kreislaufwiderstand (Tabelle 5 und Abb. 2)

Nach Albumin bestand für den gesamten peripheren Widerstand eine deutliche
Tendenz zur Abnahme, die in allen Meßperioden bei einer Signifikanzwahr-
scheinlichkeit von P 0,1 in Erscheinung trat.

Tabelle 3. Verhalten des Herzzeitvolumens vor, während und nach einer Infusion von a) Albumin und b) Hämoglobin.
Mittelwerte ($\bar{x}$) und Streuung s und $s_{\bar{x}}$, sowie prozentuale Abweichung vom Ausgangswert

Minuten	vor −70 bis −5	5−10	während 25−30	+10	nach Infusion +65	+120	+180	+240
		nach Infusionsbeginn						
a) Albumin	n = 6		6	6	6	6	6	
$\bar{x}$ (1/min)	2,960		3,318	3,416	3,306	3,233	3,078	−
s (1/min)	± 0,46		0,55	0,51	0,55	0,77	0,41	
$s_{\bar{x}}$ (1/min)	± 0,18		0,22	0,2!	0,22	0,31	0,16	
% Abweichung von $\bar{x}$			+12%[3]	+15%[2]	+11%[3]	+9%[3]	+4%[3]	
b) Hämoglobin	n = 13	6	9	13	13	13	11	10
$\bar{x}$ (1/min)	3,283	2,893	2,572	2,562	2,440	2,281	2,539	2,363
s (1/min)	± 0,93	1,23	0,78	0,53	0,55	0,57	0,58	0,67
$s_{\bar{x}}$ (1/min)	± 0,26	0,50	0,26	0,14	0,15	0,15	0,17	0,21
% Abweichung von $\bar{x}$		−12%[3]	−21%[1]	−21%[1]	−26%[1]	−30%[1]	−22%[1]	−28%[1]

[1] p ≦ 0,01 − 0,001

[2] p ≦ 0,10

[3] p > 0,10   (t−Test für Paare)

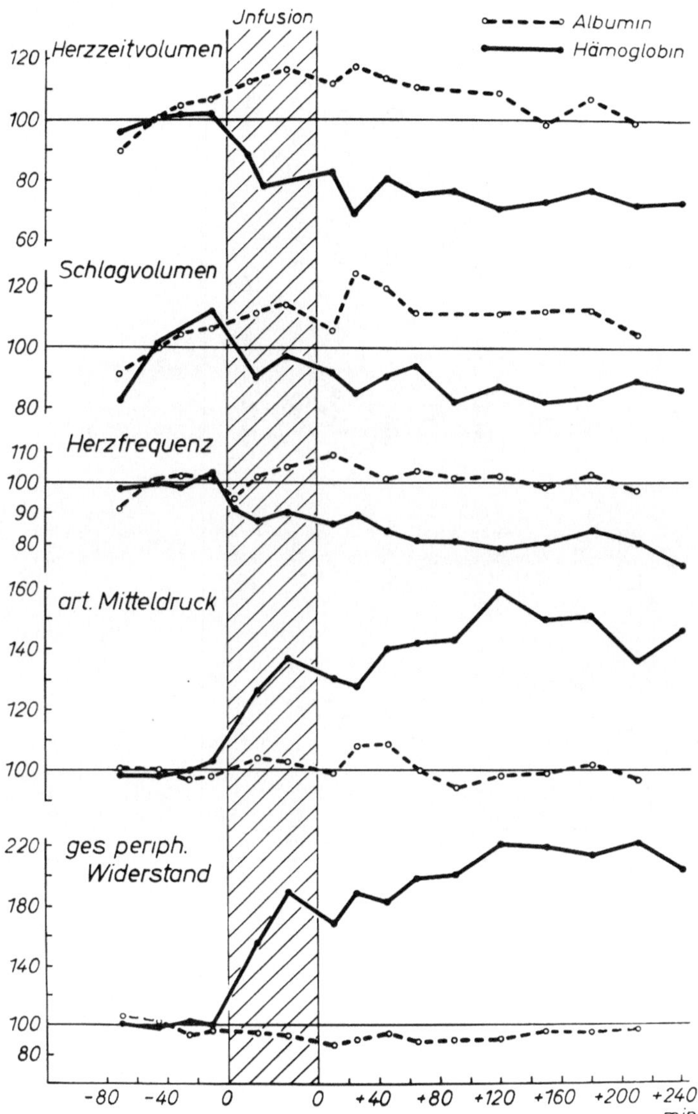

Abb.2. Verhalten der wichtigsten Kreislaufgrößen vor, während und nach
einer Infusion von 500 ml Human-Albumin, bzw. einer stromafreien Hämoglobinlösung. Mittelwerte in Prozent des Ausgangswertes

Der gesamte Kreislaufwiderstand in der Hämoglobingruppe dagegen wies einen
ganz beträchtlichen Anstieg auf, der ebenfalls sofort nach Infusionsbeginn
einsetzte und sofort signifikant nachweisbar war. In den nachfolgenden
Stunden stieg der periphere Widerstand um 82 - 100 % an und zeigte erst
nach 4 Stunden wieder eine leichte Tendenz zur Abnahme.

Bei einem Tier (Ida), bei dem mit 35 ml/kg Körpergewicht die höchste Ein-
zeldosis der Hämoglobinlösung gegeben wurde, war versucht worden, die starke Zunahme des peripheren Widerstands medikamentös zu vermindern.

Tabelle 4. Verhalten des mittleren arteriellen Drucks vor, während und nach Infusion von a) Albumin und b) Hämoglobin. Mittelwerte $\bar{x}$, Streuung s und $s_{\bar{x}}$, sowie prozentuale Abweichung vom Ausgangswert

Minuten	vor		während		nach Infusion			
	-70- - 10	5-10	25-30	+10	+65	+120	+180	+240
a) Albumin n = 6			5	6	6	6	6	
$\bar{x}$ mm Hg	72,1	-	75,2	73,5	71,3	72,3	73,5	
s	± 13,0	-	16,8	10,2	8,1	6,5	11,9	
$s_{\bar{x}}$	± 5,3	-	7,5	4,1	3,3	3,5	4,8	
% Abweichung von $\bar{x}$			+4%[2]	+2%[2]	-1%[2]	+0%[2]	+2%[2]	
b) Hämoglobin n = 14		9	11	13	13	12	12	10
	72,4	87,7	93,5	94,2	99,6	106,5	104,2	105,0
s	± 10,3	14,5	14,3	19,4	14,7	14,4	13,6	11,8
$s_{\bar{x}}$	± 2,8	4,8	4,3	5,3	4,0	4,1	3,9	3,7
% Abweichung von $\bar{x}$		+21%[1]	+29%[1]	+30%[1]	+37%[1]	+47%[1]	+44%[1]	+45%[1]

[1] $p \leqq 0,025 - 0,005$

2 nicht signifikant   (t-Test für Paare)

Tabelle 5. Verhalten des gesamten peripheren Widerstandes vor, während und nach Infusion von a) Albumin und b)Hämoglobin. Mittelwerte x, Streuung s und $s_{\bar{x}}$, sowie prozentuale Abweichung vom Ausgangswert

Minuten	vor		während		nach Infusion			
	−70 bis −10	5–10	25–30	+10	+65	+120	+180	+240
a) Albumin	n = 6		6	6	6	6	6	
$\bar{x}\left(\dfrac{\text{mm Hg}}{\text{1/min}}\right)$	25,1	–	23,6	22,0	22,3	23,1	24,3	---
s	± 5,7		6,3	4,9	5,2	6,9	5,4	---
$s_{\bar{x}}$	± 2,3		2,6	2,0	2,1	2,8	2,2	---
% Abweichung von $\bar{x}$			−6%[2]	−12%[2]	−11%[2]	−8%[2]	−3%[2]	
b) Hämoglobin	n =14		7	8	13	13	11	12
$\bar{x}\left(\dfrac{\text{mm Hg}}{\text{1/min}}\right)$	23,52	33,3	39,3		42,9	47,0	41,9	45,3
s	± 7,17	13,3	16,7		12,8	13,4	9,3	10,7
$s_{\bar{x}}$	± 1,99	5,0	5,9		3,5	3,7	2,8	3,1
% Abweichung von $\bar{x}$		+41%[1]	+67%[1]		+82%[1]	+100%[1]	+86%[1]	+93%[1]

[1] p $\leqq$ 0,05 − 0,005

[2] p $\geqq$ 0,10   (t-Test für Paare)

Tabelle 6. Verhalten der Herzfrequenz vor, während und nach Infusion von a) Albumin und b) Hämoglobin. Mittelwerte ($\bar{x}$) und Streuung s und $s_{\bar{x}}$, sowie prozentuale Abweichung vom Ausgangswert

Minuten	vor	während		+10	nach Infusion			
	−70 bis −5	5–10 nach Infusionsbeginn	25–30		+65	+120	+180	+240
a) Albumin	n = 6		6	6	6	6	6	
$\bar{x}$ (Herzfrequenz/min)	111,1	–	115,6	118,3	113,0	115,5	110	--
s ±	12,3		18,0	14,7	16,8	14,1	21,8	–
$s_{\bar{x}}$ ±	5,0		7,3	6,0	6,8	5,7	8,9	–
% Abweichung von $\bar{x}$			+3%[2]	+6%[2]	+1%[2]	+3%[2]	−1%[2]	
b) Hämoglobin	n =14	10	10	14	14	13	13	12
$\bar{x}$ (Herzfrequenz/min)	106,1	93,2	90,6	90,5	88,0	81,8	84,3	83,6
s ±	15,7	17,3	17,0	24,7	17,9	14,0	15,6	17,1
$s_{\bar{x}}$ ±	4,2	5,4	5,3	6,6	4,7	3,9	4,3	4,9
% Abweichung von $\bar{x}$		−12%[1]	−14%[1]	−14%[1]	−17%[1]	−22%[1]	−20%[1]	−21,1%[1]

[1] p < 0,02 – 0,005

[2] > 0,10

(t-Test für Paare)

Die hierfür angewandten Mittel, Dehydrobenzperidol, Phenoxybenzamin, Hydergin und Valium, blieben ohne wesentlichen Einfluß auf den erhöhten Widerstand. Lediglich Valium und Dehydrobenzperidol schienen zu einer leichten, jedoch vorübergehenden Senkung des Gesamtwiderstands zu führen.

Herzfrequenz

Sofort nach Beginn einer Hämoglobininfusion nahm die Herzfrequenz signifikant ab (Tabelle 6) und blieb über die nächsten 4 Stunden um ca. 20% erniedrigt.

Im Gegensatz dazu trat nach Albumin nur während und kurz nach der Infusion eine leichte Tendenz zum Ansteigen der Herzfrequenz auf, sonst schwankten die Meßwerte unbedeutend um den Ausgangswert.

Schlagvolumen

Das aus den Meßwerten für Herzzeitvolumen und Herzfrequenz errechnete Schlagvolumen hatte nach Albumin wieder eine deutlich ansteigende Tendenz (P < 0,10), die in allen Meßperioden nachweisbar war.

Nach Hämoglobin kam es zu einem leichten, jedoch statistisch signifikanten Abfall des Herzschlagvolumens (Tabelle 7). Dieser Abfall bewirkte somit zusammen mit einer erniedrigten Pulsfrequenz die deutliche Abnahme der gesamten Durchblutung nach Infusion einer stromafreien Hämoglobinlösung.

Arteriovenöse Differenz für Sauerstoff (Tabelle 8 und Abb. 3)

Nach Infusion einer stromafreien Hämoglobinlösung nahm die arteriovenöse Differenz des Sauerstoffgehalts ($avDO_2$) statistisch signifikant zu. Sie hatte somit einen Verlauf, der die Verminderung des Herzzeitvolumens widerspiegelte.

Nach Albumin hingegen zeigte die $avDO_2$ bei 6 untersuchten Tieren eine eindeutige Tendenz zur Abnahme, die in allen Meßperioden bei P< 0,10 signifikant war. Diese leichte Erniedrigung der $avDO_2$ in der Albumingruppe entspricht der ebenso diskreten Zunahme des Herzzeitvolumens. Setzt man voraus, daß der Sauerstoffbedarf im Gewebe sich nicht ändert, so genügt bei einer durch eine Infusion erzeugten Mehrdurchblutung eine geringere Ausschöpfung des zur Verfügung stehenden Sauerstoffs im Blut, d.h. die avDO wird kleiner. Umgekehrt muß bei herabgesetzter Gesamtdurchblutung die av größer werden, wie es in der Hämoglobingruppe auch tatsächlich der Fall war.

Tabelle 7. Verhalten des Schlagvolumens vor, während und nach einer Infusion von a) Albumin und b) Hämoglobin. Mittelwerte $\bar{x}$ und Streuung s und $s_{\bar{x}}$, sowie prozentuale Abweichung vom Ausgangswert

Minuten	vor −70 bis −5 nach Infusionsbeginn	5−10	während 25−30	+10	nach Infusion +65	+120	+180	+240
a) Albumin	n = 6		6	6	6	5	6	
$\bar{x}$ (ml)	27,0	−	29,6	29,6	29,9	27,2	29,1	−−−
s ± (ml)	± 6,1	−	8,1	8,1	8,8	8,1	8,4	−−−
$s_{\bar{x}}$ ± (ml)	± 2,4		3,3	3,3	3,6	3,6	3,4	−−−
% Abweichung von $\bar{x}$			+9%[2]	+9%[2]	+19%[2]	+0,8%[2]	+12%[2]	
b) Hämoglobin	n =14	8	8	14	14	14	12	12
$\bar{x}$ (ml)	30,8	29,5	30,8	28,8	28,2	27,1	29,1	28,2
s ± (ml)	7,7	8,2	8,5	6,5	6,3	6,5	6,0	5,6
$s_{\bar{x}}$ ± (ml)	2,0	2,9	3,0	1,7	1,6	1,7	1,7	1,6
% Abweichung von $\bar{x}$		−4%[1]	−1%[1]	−6%[1]	−8%[1]	−12%[1]	−5%[1]	−6%[1]

[1] $p \leqq 0,05 - 0,005$

[2] $p \gneqq 0,10$ (t-Test für Paare)

Tabelle 8. Arterio-venöse Differenz des Sauerstoffgehaltes des Blutes nach Infusion von a) Albumin und b) Hämoglobin. Mittelwerte ($\bar{x}$) und Streuung s und $s_{\bar{x}}$, sowie prozentuale Abweichung vom Ausgangswert

Minuten	vor -70 bis -5 Ausgangswert	Nach Infusion 10	65	120	180	240
a) Albumin	n = 6	6	6	6	6	
$\bar{x}$ (Vol%)	3,01	2,34	2,23	2,08	2,50	−
s ±	0,87	0,38	1,21	0,40	0,36	−
$s_{\bar{x}}$ ±	0,35	0,15	0,24	0,16	0,15	−
% Abweichung vom Ausgangswert		-28%[2]	-26%[2]	-30%[2]	-17%[3]	
b) Hämoglobin	n =14	11	12	14	13	11
$\bar{x}$ (Vol%)	3,02	3,65	4,65	4,35	3,88	4,61
s ±	1,47	2,14	2,28	2,29	1,28	1,53
$s_{\bar{x}}$ ±	0,39	0,64	0,66	1,51	0,35	0,46
% Abweichung vom Ausgangswert		+20%[1]	+54%[1]	+44%[1]	+28%[1]	+52%[1]

[1] $p < 0,05$ (Wilcoxon und t-Test für Paare)

[2] $p < 0,10$ (t-Test für Paare)

[3] $p > 0,10$

Sauerstoffaufnahme $(\dot{V}O_2)$

Sowohl nach Infusion von Albumin wie von Hämoglobin war die Sauerstoffaufnahme $(\dot{V}O_2)$ gegenüber den Ausgangswerten nicht wesentlich verändert (Tabelle 9). Wohl zeigte sich, wie aus Abb. 3 hervorgeht, in der Hämoglobin-
gruppe eine leicht zunehmende, in der Albumingruppe eine leicht abnehmen-
de Tendenz, jedoch waren die Veränderungen gegenüber den Ausgangswerten
statistisch nicht signifikant.

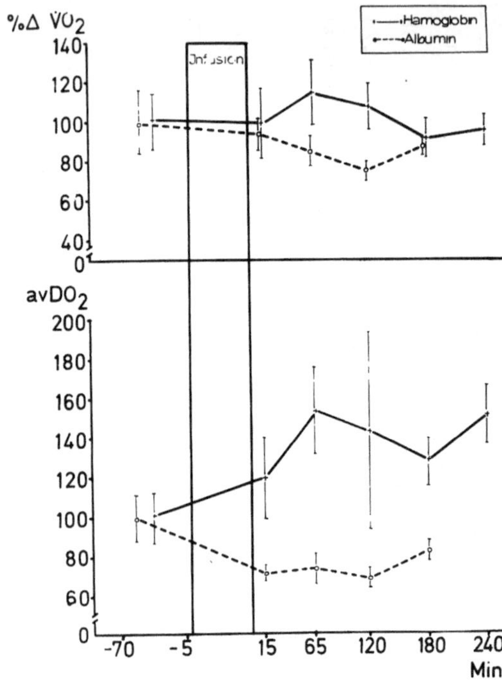

Abb. 3. Mittlere Veränderung
(in Prozent der Ausgangswerte)
der Arterio-venösen Differenz
des Sauerstoffgehalts des Blutes und der Sauerstoffaufnahme
nach Infusion von Albumin, bzw.
Hämoglobin

Da die beiden Kurven in Abb. 3 bei 65 und 120 Minuten am stärksten diver-
gieren, wurde die Zunahme der einen Gruppe mit der Abnahme der anderen verglichen. Mit Hilfe des t-Testes wurden die Differenzen zwischen Ausgangswert und 65 bzw. 120 Minuten Wert bei Hämoglobin mit den Differenzen derselben Meßperiode bei Albumin auf statistisch signifikante Unterschiede geprüft. Es fand sich in der 65 Minuten nach der Infusion durchgeführten Meßperiode eine gewisse Tendenz für ein unterschiedliches Verhalten der Sauerstoffaufnahme $(p < 0,10)$ der beiden Testlösungen, d.h. für einen Anstieg der
$\dot{V}O_2$ nach Hämoglobin. Die Ergebnisse bei 120 Minuten waren nicht signifikant
verschieden. Somit läßt sich feststellen, daß möglicherweise die Sauerstoffaufnahme im Anschluß an eine Hämoglobininfusion im Vergleich zu Albumin etwas ansteigt. Der Sauerstoffgehalt des Plasmas nach Hämoglobininfusion konnte bei 4 Tieren gemessen werden. Die Ergebnisse sind in Tabelle 10 zusammen
mit den Werten für Plasma-Hämoglobin und dessen errechnete Sauerstoffkapazität aufgeführt, gleichzeitig sind die Werte für pH, PO_2 und O_2-Sättigung des
arteriellen und venösen Blutes angegeben. Es fällt auf, daß auch bei hohen
Sauerstoffdrucken des arteriellen Blutes der Tiere Emma (PO_2 230 mm Hg)
und Balda (PO_2 174 mm Hg) keine vollständige Aufsättigung des freien Hämoglobins im Plasma erreicht werden konnte. Dies dürfte durch die bestehende

Tabelle 9. Sauerstoffaufnahme vor und nach Infusion von a) Albumin und b) Hämoglobin. Mittelwerte $\bar{x}$, Streuung s und $s_{\bar{x}}$, sowie prozentuale Abweichung vom Ausgangswert

Minuten	vor -70 bis -5 Ausgangswert	10	nach Infusion 65	120	180	240
a) Albumin	n = 6	6	6	5	6	
$\bar{x}$ (ml/min)	86,4	80,7	74,0	64,7	76,0	
s	± 34,1	23,0	17,7	10,0	11,0	
$s_{\bar{x}}$	± 13,9	9,4	7,2	4,5	4,5	
% Abweichung vom Ausgangswert		-6%[1]	-14%[1]	-25%[1]	-12%[1]	
b) Hämoglobin						
$\bar{x}$ (ml/min)	99,0	98,7	114,2	107,0	91,7	95,6
s	± 50,3	56,1	58,2	43,9	33,2	23,6
$s_{\bar{x}}$	± 13,9	17,7	16,8	12,1	10,5	8,3
% Abweichung vom Ausgangswert		-0,3%[1]	+15%[1]	+8%[1]	-8%[1]	-4%[1]

[1] nicht signifikant   (a) t-Test für Paare)
  (b) Wilcoxon-Test für Paare)

Tabelle 10. Sauerstoffgehalt des Plasmas nach Infusion der Hämoglobinlösung

Tier	PLASMA								BLUT	
			O_2 - Gehalt im Plasma							
	Hb	O_2-Kapazität (g%Hb x 1,22)	gesamt	gelöst	Hb - O_2		PaO_2	pH	SO_2
	g%		Vol%	Vol%	Vol%	%Sätt.			
Balda arteriell	1,85	2,26	2,38	0,47	1,91	84,5	174	7,43	94,5
Carla arteriell	2,32	2,83	2,11	0,20	1,91	67,5	68	7,48	87,5
venös			1,39	0,05	1,34	47,5	22	7,36	28
Dora arteriell	3,20	3,91	2,74	0,12	2,62	67,0	40	7,45	71
venös			1,99	0,08	1,91	49,0	28	7,38	31
Emma arteriell	1,91	2,33	2,61	0,68	1,93	83,0	230	7,49	94,7
venös			1,91	0,15	1,76	75,5	47	7,37	65,5

Methämoglobinbildung bedingt sein. Weiterhin erkennt man, daß bei den niedrigen Sauerstoffdrucken des venösen Blutes der Tiere Carla, Dora und Emma
die zugehörige Sauerstoffsättigung des Blutes niedriger ist als die Sauerstoffsättigung des Hämoglobins im Plasma. Dies bedeutet, daß das im Erythrocyten gelagerte Hämoglobin bei gleichen Sauerstoffdrucken mehr Sauerstoff
abgeben konnte als das freie, infundierte Hämoglobin. Es muß also eine unterschiedliche Affinität für Sauerstoff zwischen infundiertem und im Erythrocyten vorhandenem Hämoglobin bestehen. Daß dies tatsächlich der Fall
ist, zeigt ein Vergleich der P_{50}-Werte. Das von uns infundierte Human-Hämoglobin hat normalerweise einen P_{50}-Wert von 28,5 mm Hg, Schweine-Hämoglobin
hat ein P_{50} von ca. 34 mm Hg, also eine geringere Sauerstoffaffinität als
Human-Hämoglobin (59).

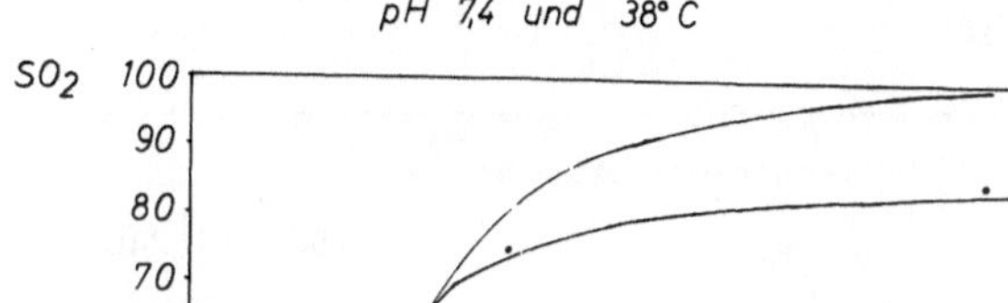
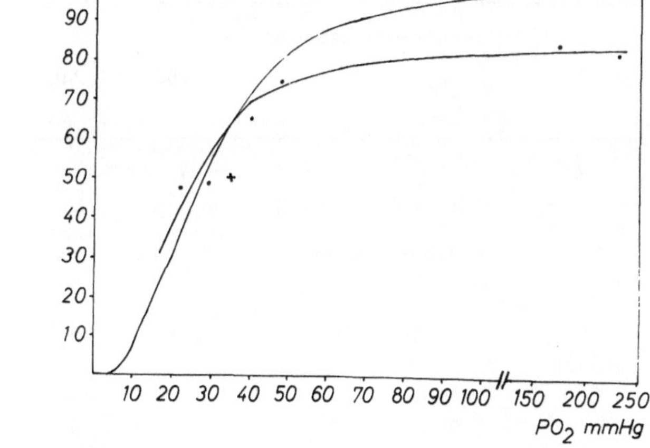

Abb.4 Verlauf der O_2-Bindungskurve des infundierten Human-Hämoglobins im
Plasma vom Zwergschwein. Zum Vergleich ist die normale O_2-Bindungskurve
menschlichen Blutes angegeben (ph 7,4, 38° C.). Der mit (+) gekennzeich-
nete Punkt gibt den P_{50}-Wert von Schweineblut an. Im Druckbereich zwischen 20 und 50 Torr haben die beiden Kurven einen etwas über einstimmen-
den Verlauf, es bestehen somit günstige Bedingungen für die Sauerstoffabgabe von dem infundierten Plasma-Hämoglobin. Bei hohen Sauerstoffdrucken
findet jedoch keine vollständige Aufsättigung des Plasma-Hämoglobins mit
Sauerstoff statt, da eine leichte Methämoglobinbildung besteht

In Abb. 4 wurde versuchsweise die berechnete relative Sauerstoffsättigung
des Plasma-Hämoglobins als Funktion der zugehörigen Sauerstoffdrucke die
Standard-Dissoziationskurve für Blut eingetragen. Die Meßpunkte sind im
oberen Bereich deutlich erniedrigt. Der Kurvenverlauf würde hier dem einer
Methämoglobinämie entsprechen. Im Sauerstoffdruckbereich zwischen 20 und
50 mm Hg fielen die Meßpunkte etwa in den Normalbereich der Standard-Dissoziationskurve, in einen Druckbereich also, in welchem normalerweise die
größte Menge Sauerstoff vom Hämoglobin freigegeben wird. Im unteren Teil
scheint die Kurve mehr nach links abzuweichen, was für eine höhere Sauerstoffaffinität der Hämoglobinlösung im Vergleich zu Blut sprechen würde.
Diese Linksverschiebung der Sauerstoffbindungskurve kann teilweise Folge
der Methämoglobinbildung sein (22). Insgesamt ist jedoch zu sehen, daß
freies Hämoglobin prinzipiell in gleicher Weise am Sauerstoffaustausch
teilnimmt wie das Blut.

Säure-Basen-Status und Ventilation

Aus den durch arterielle Blutgasanalyse gewonnenen Meßwerten wurden pH und
Standardbicarbonat als repräsentativ für den Säure-Basen-Status in Tabelle
11 zusammengefaßt. Man erkennt nur geringe Schwankungen um den Ausgangswert.
Sowohl bei den pH-Werten als auch bei Standardbicarbonat ergaben sich weder nach Albumin noch nach Hämoglobininfusion statistisch nachweisbare Veränderungen. Alle pH-Werte lagen etwas auf der alkalischen Seite, bedingt
durch eine leichte Hyperventilation, die sich aus der Einstellung der Beatmung auf endexspiratorische CO_2-Werte von 3,8 - 4,2 Vol% ergab und im
arteriellen Blut die PCO_2-Werte gering um 35 Torr schwanken ließ.

Tabelle 11. Standardbicarbonat und pH in arteriellem Blut nach Infusion
von Albumin, bzw. Hämoglobin. Mittelwerte $\bar{x}$, Standardfehler $s_{\bar{x}}$ und prozentuale Abweichung vom Ausgangswert

| | | Minuten vor | nach der Infusion | | | | |
		−70 bis −5 Ausgangswert	10	65	120	180	240
Human-Albumin (5%)	I pH n = 6	6	6	6	6		
	$\bar{x}$ 7,474	7,475	7,500	7,518	7,490	--	
	$s_{\bar{x}}$ ± 0,015	± 0,017	± 0,018	± 0,017	± 0,013	--	
	% Abweichung vom Ausgangswert	0,1%	0,5%	0,6%	0,3%	--	
	II Standardbicarbonat						
	n = 5	5	5	5	4		
	$\bar{x}$ 23,5	25,1	28,0	27,3	28,0	--	
	$s_{\bar{x}}$ ± 0,7	0,8	1,2	0,6	1,3	--	
	% Abweichung vom Ausgangswert	+ 6%[1]	+ 19%[1]	+ 16%[1]	+ 19%[1]	--	
Hämoglobin (n = 14)	I pH n = 14	14	13	13	8	6	
	$\bar{x}$ 7,506	7,444	7,453	7,498	7,492	7,488	
	$s_{\bar{x}}$ ± 0,011	0,012	0,016	0,014	0,019	0,022	
	% Abweichung vom Ausgangswert	− 1,5%	− 1,4%	− 0,6%	− 0,6%	− 0,8%	
	II Standardbicarbonat n = 11	9	10	8	5		
	$\bar{x}$ 26,9	25,9	25,1	27,1	26,3	24,3	
	$s_{\bar{x}}$ ± 1,2	1,2	1,1	1,0	0,9	1,5	
	% Abweichung vom Ausgangswert	− 3%[1]	− 6%[1]	+ 0,5%[1]	− 2%[1]	− 9%[1]	

[1] nicht signifikant   (t-Test für Paare)

Diese Einstellung wurde gewählt, weil man erfahrungsgemäß bei einer leichten Hyperventilation Narkosemittel einsparen kann, und weil bei möglichst oberflächlichen Allgemeinnarkose keine wesentliche narkosebedingte Depression vor allem der Nierenfunktion zu erwarten ist.

Plasma-Hämoglobinspiegel (Abb. 5)

Die Plasma-Hämoglobinspiegel erreichten sofort nach der Infusion Werte, die zwischen 1,6 und 3,3 g% im Mittel bei 2 g% lagen. Wie die Abb. zeigt, kam es bei allen Gruppen zu einem relativ raschen Abfall der Plasma-Hämoglobinkonzentration. Die Halbwertszeit betrug beim wachen Tier ca. 2 1/2 Stunden, in Narkose und nach Schock ca. 3 1/2 Stunden. Nach 12 - 14 Stunden war das infundierte Hämoglobin wieder aus dem Plasma verschwunden.
Unmittelbar nach der Hämoglobininfusion kam es zu einer deutlichen Hämoglobinurie (siehe Tabelle 12). In Normovolämie wurden sowohl beim wachen als auch beim narkotisierten Schwein während der ersten drei Stunden etwa 7% des infundierten Hämoglobins ausgeschieden. Nach einem hämmorrhagischen Schock dagegen nur knapp 3%.

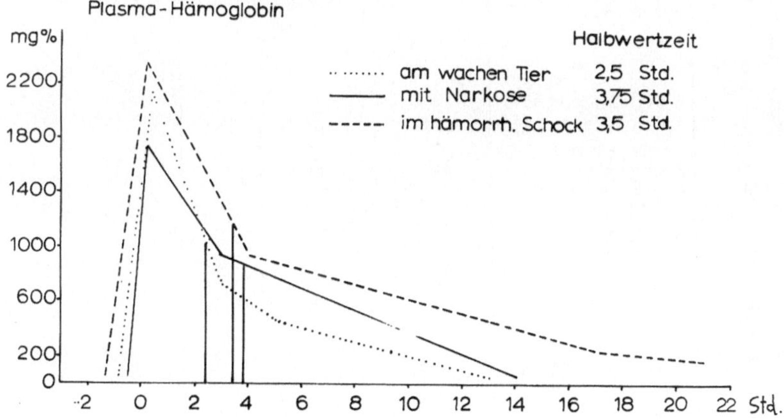

Abb. 5. Mittlere Plasmahämoglobinspiegel am wachen und am narkotisierten normovolämischen Zwergschwein, sowie Einzelkurve nach einem hämorrhagischen Schock

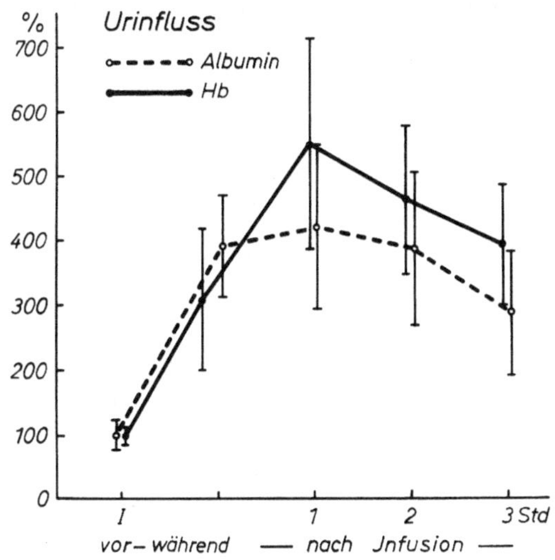

Abb. 6. Mittlere Urinausscheidung (mit Standardfehler des Mittelwertes) von 5 Tieren, die innerhalb von 2 Wochen sowohl eine Albumin- als auch eine Hämoglobininfusion erhielten

Tabelle 12. Zusammenstellung der infundierten und in den ersten drei Stunden nach Infusion im Urin ausgeschiedenen Hb-Menge bei den Versuchen am wachen Tier, in Narkose und Normovolämie und nach einem hämorrhagischen Schockzustand

	mittlere maximale Plasma-Spiegel 10 Minuten nach Infusion mg%	mittlere Infusionsmenge		im Urin ausgeschiedenes Hb bis 180 Minuten	
		ml	g	g	%
beim wachen Tier n = 6	2144	503	29,2	2,06	6.90
in Narkose und Normovolämie n = 13	1763	650	37,7	2,69	7,34
nach hämorrhag. Schock n = 8	2374	602	39,2	1,12	2,86

Verhalten der Plasmaspiegel von Cholesterin, Gesamteiweiß und Bilirubin
nach Infusion einer Hämoglobinlösung im Vergleich mit Human-Albumin (5%)

Am Ende der Clearanceperiode II, ca. 3 Stunden nach Infusion der Hämoglobinlösung, waren Cholesterin und Bilirubin im Plasma leicht, jedoch signifikant gegenüber den Ausgangswerten erhöht, das Gesamteiweiß aber erniedrigt (Tabelle 13), was für einen Verdünnungseffekt spricht und dem leichten Abfall des Hämatokrits (Tabelle 14) parallel geht. Am folgenden Tag,
ebenso bei den nach 2 Tagen geprüften Fällen, war das Gesamteiweiß vom
Ausgangswert nicht mehr signifikant verschieden. Während nun das Bilirubin
nach 1 Tag noch leicht erhöht gefunden wurde, war das Cholesterin jetzt
signifikant unter den Ausgangswert gefallen und nach 2 Tagen waren beide
Werte wieder normal.

Nach Albumininfusion war das Gesamteiweiß erwartungsgemäß nicht verändert,
während Cholesterin vorübergehend einen signifikanten Abfall aufwies und
Bilirubin ganz gering anstieg.

Die Plasmaspiegel von Cholesterin und Gesamteiweiß ändern sich in der Regel nur langsam und spiegeln somit zusammen mit dem Hämatokrit eine Verdünnung oder Eindickung des Blutes wider. Im Falle des Albumins sprechen
Cholesterin- und Hämatokritabfall für einen sicheren Verdünnungseffekt,
der am nächsten Tag schon nicht mehr nachweisbar war.

Der geringen Bilirubinerhöhung dürfte keine Bedeutung mehr zukommen. Das
Gesamteiweiß änderte sich nicht, da mit dem Albumin ja Eiweiß zugeführt
wurde.

Nach Hämoglobinlösung kam es ebenfalls zu einer Blutverdünnung, denn Hämatokrit und erstaunlicherweise auch Gesamteiweiß zeigten einen leichten Abfall.
Letzteres, obwohl mit der Hämoglobinlösung auch Eiweiß zugeführt wurde.
Dieses Eiweiß war allerdings zum Zeitpunkt der Messung, ca. 3 Stunden nach
der Infusion, schon zu Hälfte wieder eliminiert.

Verhalten der Plasmaspiegel des Kreatinins, Harnstoffs und der Harnsäure
nach Infusion einer Hämoglobinlösung im Vergleich mit Human-Albumin (5%)
Tabelle 17

Die Prüfung der Plasmaspiegel von Kreatinin, Harnstoff und Harnsäure mit
Hilfe des Wilcoxon-Tests für Paare ergab gegenüber den Ausgangswerten kei-
nen signifikanten Unterschied weder 3 Stunden noch 1 Tag nach Infusion der
Hämoglobinlösung.

Nach Albumin war nur der Harnsäurespiegel unverändert, während Kreatinin
und Harnstoff signifikant (t-Test) abfielen. Hier dürfte wieder der deutliche Verdünnungseffekt, der sich auch durch Abfall der Werte für Hämatokrit und Cholesterin gezeigt hatte, in Erscheinung treten, während nach
Hämoglobin diese Effekte nicht nachweisbar waren.

Nierenfunktion

Diurese

Die Urinausscheidung stieg nach Albumin wie nach Hämoglobin deutlich und
in vergleichbarem Umfange an, wie aus Abb. 7 sowie aus den Tabellen 18
und 19 ersichtlich ist.

Tabelle 13. Verhalten der Plasmaspiegel von Cholesterin, Gesamt-Eiweiß und Bilirubin nach Infusion einer Hämoglobinlösung, bzw. von 5% Human-Albumin bei Normovolämie. Mittelwerte ($\bar{X}$)

	Ausgangs-wert	3 Stunden nach Infusion	nach 1 Tag	nach 2 Tagen
1. Hämoglobin				
n = 9 Cholesterin (mg%)$\bar{X}$	95,8	115,1[1]	80,2[1]	95[3]
n = 11 Gesamt-Eiweiß (g%)$\bar{X}$	6,64	6,29[1]	6,54[3]	6,9[3]
n = 12 Bilirubin (mg%)$\bar{X}$	0,11	0,95[1]	0,41[1]	0,20[3]
2. Albumin				
Cholesterin ($\bar{X}$) n = 5	84	63,2[2]	82[3]	-
n = 5 Gesamt-Eiweiß ($\bar{X}$)	6,12	5,86[3]	6,90[3]	-
n = 5 Bilirubin ($\bar{X}$)	0,12	0,42[2]	0,30[3]	-

[1] $p < 0,05$ (Wilcoxon-Test für Paare)

[2] $p < 0,01 - 0,005$ (t-Test für Paare)   [3] $p > 0,10$

Hämatokrit, Blutvolumen

Vergleicht man die Veränderungen der Hämatokritwerte nach Infusion der Hämoglobinlösung mit denen nach Albumin, so zeigt sich, daß nach Hämoglobin nur ein leichter Abfall des Hämatokrits eintritt, der statistisch nicht signifikant ist. Nach Albumin dagegen kommt es zu einem deutlichen, statistisch signifikanten Abfall des Hämatokrits. Dies spricht für einen stärkeren Verdünnungseffekt des Albumins gegenüber dem Hämoglobin (Tabelle 14).

Auch die Bestimmung des Blutvolumens mit ^{125}J-Albumin mittels des Volemetrons ergab eine wesentlich stärkere Volumenexpansion nach Albumin, welche größenordnungsmäßig von Hämoglobin erst nach Anwendung der doppelten Menge Infusionslösung, auf einer ml/kg Basis, erreicht wurde (Tabelle 15). Dieses Ergebnis entspricht dem geringeren Hämatokritabfall nach Hämoglobin.

Die Ursache des unterschiedlichen Volumeneffektes von Hämoglobin und Albumin dürfte größtenteils an der verschiedenen Ausscheidung der beiden Substanzen liegen. Während Albumin im Gefäßsystem bleibt und nicht in nennenswerten Mengen im Urin ausgeschieden wird, verschwindet Hämoglobin relativ rasch aus dem Plasma, teils durch Filtrierung in den Urin, teils durch Absorption durch das RES. Der Vergleich der Diurese bei 5 Tieren, die sowohl Albumin als Hämoglobin infundiert erhielten, zeigt einen etwas stärkeren diuretischen Effekt des Hämoglobins, vor allem in der ersten Stunde nach der Infusion (Tabelle 16 und Abb. 6).

Tabelle 14. Vergleiche der Hk-Werte vor und nach Hämoglobin- bzw. Albumininfusion (mit Standardabweichung)

Infusion	Hämoglobin (12 Tiere)		Albumin (6 Tiere)	
mittleres infundiertes Volumen in ml/kg KG	24,5 $\pm$ 3,6		20,0 $\pm$ 2,3	

mittlere Hämatokrit-Werte und prozentuale
Änderung und Streuung der Einzelwerte

		absolut	%		absolut	%
Vor der Infusion	n = 12	27,5 $\pm$ 4,0	100	n = 6	26,8 $\pm$ 3,9	100
nach 5 - 15 Minuten	n = 11	26,3 $\pm$ 3,5	-4^1	n = 6	22,1 $\pm$ 2,6	$-17,5^2$
nach 1 Std.	n = 11	26,0 $\pm$ 3,4	-5^1	n = 5	20,4 $\pm$ 5,1	$-23,8^2$
nach 2 Std.	n = 12	27,0 $\pm$ 4,2	-2^1	n = 6	21,7 $\pm$ 5,3	-19^3
nach 3 Std.	n = 7	25,8 $\pm$ 3,7	-6^1	n = 6	23,8 $\pm$ 2,7	-11^3

[1] = nicht signifikant (t-Test und Wilcoxon-Test für Paare)

[2] = P < 0,05   (t-Test für Paare)

[3] = P < 0,10   (t-Test für Paare)

Tabelle 15. Ergebnisse der Blutvolmenbestimmung mit ^{125}-J-Albumin bei 3 Tieren

Tier Infusion	Ida H ä m o g l o b i n			Malawi A l b u m i n			Na Young A l b u m i n		
Menge (ml)	900			500			500		
ml/kg KG	34,9			17,8			18,5		
B V	ml absolut	ml/kg	%	ml absolut	ml/kg	%	ml absolut	ml/kg	%
v o r der Infusion	1975	76,5	100	1325	47,5	100	1510	56,0	100
nach 5 - 15 Minuten	2620	101,5	132,5	1710	61,2	128,5	1850	66,2	118
nach 3 Stunden	2380	92,4	120,5	1720	61,4	129,2	–	–	–

Tabelle 16. Mittlere Urinausscheidung in ml/min von 5 Tieren nach Albumin bzw. Hämoglobin (mit Standardabweichung)

1. A l b u m i n

mittleres infundiertes Volumen ml/kg KG	Ausgangs-wert	während der Infusion	1. Std.	2. Std.	3. Std.
20,0 $\pm$ 2,3	0,505 $\pm$ 0,30	1,96 $\pm$ 1,46	2,11 $\pm$ 1,46	1,94 $\pm$ 1,35	1,45 $\pm$ 1,10

2. H ä m o g l o b i n

mittleres infundiertes Volumen ml/kg KG	Ausgangs-wert	während der Infusion	1. Std.	2. Std.	3. Std.
23,7 $\pm$ 4,2	0,633 $\pm$ 0,21	1,94 $\pm$ 1,55	3,48 $\pm$ 2,33	2,92 $\pm$ 1,64	2,50 $\pm$ 1,33

Tabelle 17. Verhalten der Plasmaspiegel von Kreatinin, Harnstoff und Harnsäure nach Infusion einer Hämoglobinlösung, bzw. einer 5% Human-Albuminlösung bei Normovolämie. Mittelwerte $\overline{X}$

	Ausgangs- wert	3 Stunden nach Infusion	nach 1 Tag	nach 2 Tagen (n = 4)
1) Hämoglobinlösung				
(n = 11) Kreatinin (mg%)$\overline{X}$	1,60	1,52[3]	1,44[3]	0,9
(n = 11) Harnstoff (mg%)$\overline{X}$	36,1	38,3[3]	42,9[3]	36,2
(n = 5) Harnsäure (mg%)$\overline{X}$	0,35	0,15[3]	0,24[3]	0,15
2) Albumin (5%)				
(n = 6) Kreatinin (mg%)$\overline{X}$	1,08	0,88[2]	0,88[2]	–
(n = 6) Harnstoff (mg%)$\overline{X}$	25,3	18,6[2]	15,3[2]	–
(n = 5) Harnsäure (mg%)$\overline{X}$	0,42	0,22[3]	0,36[3]	–

[1] $p < 0,05$ (Wilcoxon)   [3] $p > 0,10$

[2] $p < 0,025 - 0,005$ (t-Test für Paare)

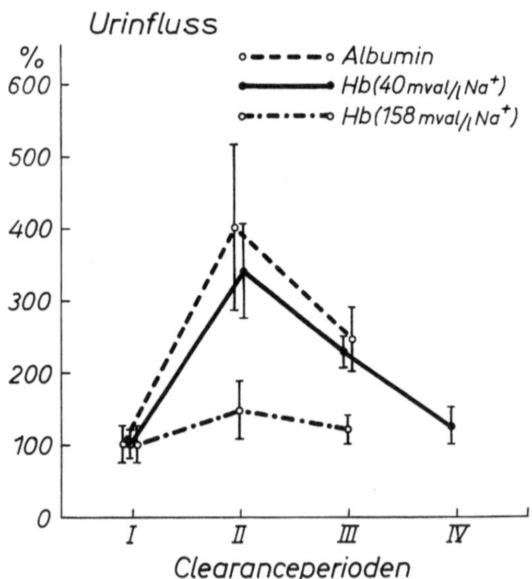

Abb. 7. Mittlere Urinausscheidung (mit Standardfehler des
Mittelwertes) nach Infusion
einer stromafreien Hämoglobinlösung niederen und hohen Na⁺-
Gehalts im Vergleich mit Albumin
(5%)

Die Zunahme des Urinflusses war gegenüber den Ausgangswerten statistisch
signifikant, bei Albumin ebenso wie bei Hämoglobin mit niederem Natrium-
(40 mval/1) oder mit hohem Natriumionengehalt (158 mval/1).

Die in Bezug auf Natrium hypotone Hämoglobinlösung (40 mval/l Na) zeigte
bei einem Vergleich der prozentualen Veränderung (Abb. 7) einen etwas
stärkeren diuretischen Effekt als die Hämoglobinlösung mit hohem Natriumgehalt (158 mval/l). Vergleicht man jedoch die Zunahme des Urinflusses der
beiden Hämoglobinlösungen miteinander, d.h. die Differenzen zwischen den
Clearanceperioden I und II mit Hilfe des t-Testes, so läßt sich ein statistisch signifikanter Unterschied nicht nachweisen. Es muß berücksichtigt
werden, daß die Untersuchung des Hämoglobins mit hohem Natriumgehalt (158
mval/l) am wachen Tier durchgeführt wurde, während Hämoglobin niederen Natriumgehalts (40 mval/l) und Albumin am narkotisierten Tier geprüft wurden.
Insofern sind nur die beiden letzteren direkt miteinander vergleichbar,
und diese beiden Testlösungen hatten praktisch dieselbe Diuresesteigerung
ausgelöst.

Tabelle 18. Verhalten von Urinausscheidung und Kreatininclearance vor und
nach Infusion von 500 ml Human-Albumin (5%). Mittelwerte ($\bar{x}$), Streuung
der Einzelwerte (s) und Standardfehler des Mittelwertes ($s_{\bar{x}}$) von 6 Tieren

Clearanceperioden		I	II	III
Urinfluß (ml/min)	n =	6	6	5
$\bar{x}$		0,47	1,88	1,14
s		$\pm$ 0,28	$\pm$ 1,33	$\pm$ 0,48
$s_{\bar{x}}$		$\pm$ 0,11	$\pm$ 0,54	$\pm$ 0,21
Prozentuale Änderung (Periode I = 100)			+ 300%[1]	+ 143%
Kreatininclearance (ml/min)				
		n = 6	n = 6	n = 5
$\bar{x}$		53,3	71,8	61,5
s		$\pm$ 29,1	$\pm$ 31,8	$\pm$ 40,3
$s_{\bar{x}}$		13,0	$\pm$ 14,2	$\pm$ 18,0
Prozentuale Änderung (Periode I = 100)			+ 34%[2]	+ 14%

[1] $p \leqq 0,05$ (t-Test für Paare)

[2] p nicht signifikant

<u>Clearanceuntersuchungen</u>

Die endogene Kreatininclearance (Abb. 8) war bei keiner der drei untersuchten Lösungen, nämlich Albumin, Hämoglobin mit 40 mval Na^+ und Hämoglobin
mit 158 mval Na^+, gegenüber den Ausgangswerten statistisch signifikant verändert. In den Tabellen 18 und 19 sind die Werte für Urinausscheidung und
endogene Kreatininclearance jeweils für eine der 3 untersuchten Lösungen
zusammengestellt. Es ist ersichtlich, daß jeweils nur die Diurese signifikant zunahm, die Kreatininclearance jedoch unverändert blieb.

Tabelle 19. Verhalten von Urinausscheidung und Kreatininclearance vor und nach Infusion einer Hämoglobinlösung mit niederem Na-Ionen-Gehalt (40 mval/1). Mittelwerte und Streuung von 14 Tieren. Bei Periode IV sind die Werte von 4 Tieren zusammengefaßt

Clearanceperiode	I n = 14	II 14	III 13	IV 4
A Urinfluß (ml/min)				
$\overline{x}$	0,54	1,85	1,14	0,68
s	± 0,42	± 1,32	± 0,42	0,28
$s_{\overline{x}}$	± 0,11	± 0,35	± 0,11	0,14
% Änderung gegenüber I = 100		+ 24%[1]	+ 132%	+ 25%
B Kreatininclearance (ml/min) n = 14		14	13	4
$\overline{x}$	48,5	57,5	83,8	62,9
s	± 19,4	± 37,8	± 56,3	24,4
$s_{\overline{x}}$	± 5,1	± 10,1	± 15,6	12,2
prozentuale Änderung gegenüber I = 100		+ 18,5%	+ 73%	+ 29%

[1] $p < 0,05 - 0,005$ (t-Test für Paare)

2 nicht signifikant

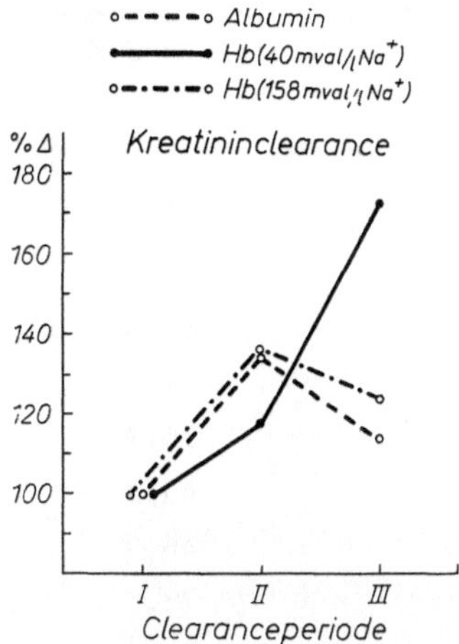

Abb. 8. Verhalten der Kreatininclearance nach Infusion zweier Hämoglobinlösungen unterschiedlichen Na$^+$-Gehalts im Vergleich mit Human-Albumin (5%)

Die ^{51}Cr-EDTA-Clearance wurde während der Clearanceperioden I und II bei
8 Tieren nach einer Hämoglobininfusion und bei 2 Tieren nach einer Albumininfusion bestimmt. In Tabelle 20 sind die erhaltenen Einzel- und Mittelwerte mit Streuung angegeben. Auch bei dieser Untersuchung zeigte die glomeruläre Filtration gegenüber der Kontrollperiode keine wesentliche Veränderung.

Elektrolytausscheidung

Die Ausscheidung von Na$^+$ und K$^+$ im Urin (Tabelle 21 und Abb. 9) nahm sowohl
nach Infusion von Human-Albumin als auch der Hämoglobinlösung deutlich zu.
Auffällig ist die starke Zunahme der Na$^+$-Ausscheidung nach Albumin, die
jedoch auf die Infusion von Albumin in physiologischer Kochsalzlösung bei
zwei Tieren zurückgeführt werden kann. Diese beiden Tiere hatten auch sehr
hohe Urinvolumina produziert. In der Hämoglobingruppe nahm die Na$^+$-Aus-
scheidung etwas weniger stark zu und dürfte im wesentlichen durch die Na$^+$-
Zufuhr nicht zuletzt auch der unterkühlten Ringerlösung bedingt sein, welche zur Bestimmung des Herzzeitvolumens mittels Thermodilution benützt
wurde.

Die K$^+$-Ausscheidung nahm ebenfalls in der auf die Infusion folgenden Clearanceperiode deutlich zu (Abb. 9). Der stärkere Anstieg der K$^+$-Ausscheidung
in der Albumingruppe ließ sich statistisch nicht sichern.

Insgesamt kann festgestellt werden, daß die untersuchten Parameter der Nierenfunktion, nämlich Diurese, glomeruläre Filtration und Elektrolytausscheidung, im Anschluß an die Infusion von Humanalbumin oder einer stromafreien
Hämoglobinlösung im wesentlichen einen identischen Verlauf zeigten und mit
Ausnahme der Urinausscheidung von den Ausgangswerten praktisch nicht verschieden waren. Es ergab sich kein Anhalt für das Auftreten einer Nierenfunktionsstörung.

Tabelle 20. Verhalten der ^{51}Cr-EDTA-Clearance nach Infusion einer stromafreien Hämoglobinlösung bei Normovolämie. Aufstellung der Einzel- und Mittelwerte von 8 Tieren nach Hämoglobin und von 2 Tieren nach Albumin

Clearanceperioden		I	II
Hämoglobinlösung			
Tiere Balda		89,2	80,8
Carla		85,4	97,5
Emma		96,4	95,7
Jolanthe		88,6	65,3
Leila		66,0	46,3
Pollonia		75,3	72,5
Quelle		46,6	56,4
Tina		69,5	92,2
n = 8	$\overline{X}$	77,1	75,8
	S	$\pm$ 16,1	$\pm$ 19,0
	$S_{\overline{X}}$	$\pm$ 5,7	$\pm$ 6,7
Human-Albumin (5%)			
Hulda		60,5	60,4
Kunia		96,8	121,3
n = 2	$\overline{X}$	78,1	90,8

Diskussion

Die Zufuhr einer Albumin- bzw. Hämoglobinlösung in Normovolämie führt zu
einer Erweiterung des Plasmavolumens, kenntlich am Abfall des Hämatokrits
und löst volumenregulatorische Vorgänge aus. Die durch Infusion bewirkte
Änderung des Volumens betrifft ausschließlich die venöse Seite, das so-
genannte Niederdrucksystem im Kreislauf und führt nach GUYTON und COLEMAN
(30b) über den Starling-Mechanismus infolge Zunahme des zentralen Blutvolumens zu einer vermehrten Ventrikelfüllung mit Anstieg von Herzzeitvolumen und arteriellem Druck. Vornehmlich die Zunahme des arteriellen Drucks
verursacht einen erhöhten Filtrationsdruck in den Glomerula der Niere und
eine gesteigerte Diurese. Nach GAUER und Mitarb. (23b) wird die Diurese
jedoch reflektorisch über Dehnungsreceptoren im rechten Vorhof und Dros-
selung der Sekretion von antidiuretischem Hormon vermittelt. Durch eine
erhöhte Urinausscheidung wird das erhöhte Plasmavolumen wieder auf die
ursprüngliche Größe eingestellt. Dieser Mechanismus wirkt in genau der
gleichen Weise auch bei Volumenverlust, der dann durch eine verminderte
Diurese wieder ausgeglichen wird.

Man kann nun folgern, daß die Steigerung der Diurese, die wir sowohl nach
Infusion der Hämoglobinlösung als auch nach Albumin feststellen konnten,

Tabelle 21. Verhalten der Na⁺- und K⁺-Ausscheidung Mittelwerte und Streu- und sowie prozentuale Veränderung gegenüber dem Ausgangswert

Clearanceperiode

a) Hämoglobin	n =	13	13	12
$(V \times U_{Na}{}^+)$ mval/h	$\bar{x}$	0,86	2,47	2,65
	s	± 0,93	± 2,67	± 2,42
	$s_{\bar{x}}$	± 0,25	± 0,74	± 0,70
Änderung gegenüber I = 100%			+ 263%	+ 289%
	n =	13	13	12
$(V \times U_{Ka}{}^+)$ mval/h	$\bar{x}$	2,17	2,86	2,44
	s	± 1,73	± 2,08	± 0,74
	$s_{\bar{x}}$	± 0,43	± 0,57	± 0,21
Änderung gegenüber I = 100%			+31,5%[1]	+12%[5]
b) Albumin	n =	6	6	5
$(V \times U_{Na}{}^+)$ mval/h	$\bar{x}$	1,17	13,86	3,33
	s	± 1,16	± 8,77	± 2,62
	$s_{\bar{x}}$	± 0,47	± 3,92	± 1,17
Änderung gegenüber I = 100%			+1080%	+ 184%
	n =	6	6	5
$(V \times U_{K}{}^+)$ mval/h	$\bar{x}$	1,35	3,09	1,96
	s	± 0,95	± 2,32	± 0,97
	$s_{\bar{x}}$	± 0,38	± 0,95	± 0,43
Änderung gegenüber I = 100%			+ 128%[1]	+ 45%

[1] p nicht signifikant (t-Test für Paare)

eine Folge der Volumenregulation ist. Damit parallel müssen auch bestimmte Kreislaufwirkungen gehen, doch können die gefundenen Änderungen nicht allein volumenregulatorisch bedingt sein, da zwischen Albumin und Hämoglobin deutliche Unterschiede bestanden. Der wichtigste Faktor, auf den die Parameter des Kreislaufs ausgerichtet sind, ist der Sauerstoffbedarf des Gewebes. Bei erhöhtem Sauerstoffverbrauch infolge Arbeit steigt das Herzzeitvolumen, bei vermindertem Metabolismus in Narkose darf das Herzzeitvolumen gegenüber dem Ruhestand sogar absinken. Inwieweit die Parameter des Kreislaufs allein durch Änderung des Blutvolumens beeinflußbar sind, hängt von der Ausgangslage ab. Bei Volumenmangel führt eine Infusion immer zu erhöhter Durchblutung, in Normovolämie dagegen besteht keine einfache Beziehung zwischen den beiden Größen: die Vergrößerung des Blutvolumens

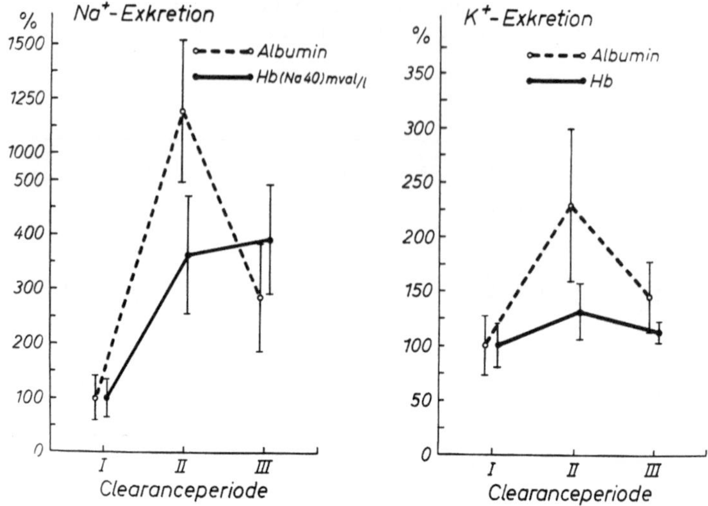

Abb. 9. Na^+- und K^+- Ausscheidung nach Infusion einer stromafreien Hämoglobinlösung im Vergleich mit Albumin (5%). Mittelwerte und Standardfehler des Mittelwertes in Prozent der Ausgangswerte

durch Infusion eines Plasmaexpanders verursacht nur eine vorübergehende Zunahme des Herzzeitvolumens, trotz langdauernder Blutvolumenausdehnung (68, 92). Offenbar wird hierbei auch die Kapazität des venösen Gefäßsystems auf ein größeres Volumen eingestellt, so daß der mittlere Füllungsdruck des Gefäßsystems wieder zur Norm zurückkehrt und alle volumenregulatorischen Mechanismen zur Ruhe kommen.

Die Kreislaufgrößen werden immer so gesteuert, daß der Sauerstoffverbrauch der Peripherie durch eine ausreichende Durchblutung gesichert ist. Die mit dem Blute transportierte Sauerstoffmenge hängt aber nicht nur vom Herzzeitvolumen, sondern auch von der Hämoglobinkonzentration ab. Von diesen beiden Variablen kann der Organismus bei einer schnellen Änderung des Bedarfs nur die Durchblutung, nicht die Hämoglobinkonzentration ändern. In geringerem Umfang und abhängig von ganz bestimmten anderen Faktoren, z.B. der H-Ionenkonzentration (Bohr-Effekt) kann bei erhöhtem Bedarf die an das Hämoglobin gebundene Sauerstoffmenge vermehrt ausgeschöpft werden (39). Wird nun andererseits bei unverändertem Sauerstoffbedarf die Durchblutung erhöht, wie z.B. bei unseren Versuchen durch eine Albumininfusion, so wird nicht etwa die Sauerstoffaufnahme durch das erhöhte Angebot gesteigert, sondern das Angebot wird einfach weniger ausgenützt, die arterio-venöse Differenz des Sauerstoffgehalts ($avDO_2$) wird kleiner. Umgekehrt wird bei plötzlichem Absinken des Herzzeitvolumens mehr Sauerstoff dem Hämoglobin entnommen, die $avDO_2$ wird größer, während der Sauerstoffverbrauch unverändert bleibt, vorausgesetzt, die Durchblutung fällt nicht unter einen bestimmten Grenzwert. Im Schock nimmt natürlich auch die Sauerstoffaufnahme ab, da die Sauerstoffausschöpfung des Hämoglobins dafür nicht kompensieren kann.

Bei unseren Versuchen in Normovolämie wurde durch Albumininfusion eine Blutverdünnung erzeugt, Herzzeitvolumen und arterieller Druck stiegen vorübergehend an, der periphere Widerstand fiel ab. Die Hämodilution, am Hämatokritabfall erkennbar, hat eine umgekehrt proportionale Beziehung zum Herzzeitvolumen: je stärker der Hämatokrit abfällt, desto mehr muß das

Herzzeitvolumen zunehmen, um dieselbe Sauerstoffmenge zu transportieren
(61). Bei Anstieg des Hämatokrit über den Normalwert ist das Gegenteil der
Fall, die Durchblutung nimmt ab, da bei Hämatokritwerten über 55 - 60%
eine erhebliche Viskositätssteigerung einsetzt, und der periphere Widerstand exponentiell in die Höhe geht (61, 71). Ein maximaler Sauerstofftransport ist bei normalen Hämatokritwerten über die Steigerung der Durchblutung möglich. Damit einher geht die höchste Arbeitsleistung. Bei Hämodilution der Anämie kann diese Leistung nicht mehr gebracht werden, da trotz
maximaler Zunahme des Herzzeitvolumen der Sauerstofftransport nicht so groß
ist. Bei akuter und starker Hämodilution infolge Erythrocytenentzug und Ersatz durch Plasma oder Plasmaexpander kann trotz normalem Druck und Steigerung der Durchblutung nicht einmal der Sauerstoffbedarf unter Ruhebedin-
gungen gedeckt werden, es besteht ein Sauerstoffmangelzustand, der mit Si-
cherheit zum Tode führt (76). Berücksichtigt man diese Zusammenhänge zwischen Hämatokrit und Herzzeitvolumen unter dem Gesichtspunkt des Sauerstofftransportes, so muß man annehmen, daß nicht nur die Volumenzufuhr bei Infusion von Albumin eine Zunahme der Durchblutung bewirkt, sondern auch die
damit einhergehende Hämodilution, die Abnahme des Sauerstoffgehalts, diese
Steigerung erforderlich macht. Ersetzt man also einen Erythrocytenverlust
durch Plasma oder Plasmaexpander, so kann der Sauerstoffbedarf solange gedeckt werden, als das Herzkreislaufsystem die erforderliche Zunahme der
Durchblutung leisten kann. Reichen aber die kardialen Reserven nicht aus,
so besteht weiterhin ein Sauerstoffmangelzustand, trotz Verbesserung der
Durchblutung (76). Das deletäre Ende ist dann nur eine Frage der Zeit. In
einem solchen Falle kann die entscheidende Hilfe nur die Erhöhung des Sauerstoffangebots, also durch Blut, bzw. einen vollwertigen Blutersatz kommen.
Die Sauerstoffträgerfunktion der Hämoglobinlösung ist der wichtigste Fort-
schritt gegenüber den bisherigen Plasmaersatzlösungen, die nicht selbst zur
Verbesserung der Sauerstoffversorgung beitragen, sondern auf die noch vor-
handenen Erythrocyten angewiesen sind. Letztere können nach einem akuten
Blutverlust ohne weiteres bis zu einem Hämatokrit von 20 - 25% durch Plas-
maersatz verdünnt werden, ohne die Sauerstoffversorgung zu gefährden (4,
88). Stärkere Verluste bis zu oder unter 1/3 des normalen Hämoglobingehalts
werden jedoch erfahrungsgemäß akut nicht mehr vertragen, da dann die erforderliche Steigerung des Herzzeitvolumens für ein gesundes Herz zu groß wird.
Das Sauerstoffangebot hängt immer von dem Produkt aus Herzzeitvolumen mal
Sauerstoffgehalt des Blutes ab und darf eine bestimmte Mindestmenge nicht
unterschreiten. Bei schweren akuten Erythrocytenverlusten ist eine Sauerstoffträgerlösung indiziert, solange Blut selbst nicht zur Verfügung steht.
Die stromafreie Hämoglobinlösung verursachte in Normovolämie eine Verminderung der Durchblutung bei gleichzeitigem Anstieg von arteriellem Druck
und gesamten peripheren Widerstand. Ein ähnliches Verhalten des Kreislaufs
findet man bei Polycythämie, die experimentell durch Erythrocytenzufuhr erzeugt wurde (61). Eine zunächst einleuchtende Erklärung für diese Verhalten
würde das in beiden Fällen, sowohl bei Polycythämie als auch bei Hämoglobininfusion bestehende erhöhte Sauerstoffangebot liefern, welches eine geringere Durchblutung ermöglicht. Im Falle der Polycythämie wird die Zunahme
der Viskosität des Blutes bei Hämatokritwerten über 55 - 60% schließlich
auch der limitierende Faktor, der die Durchblutung zu stark hemmt, so daß
ein Sauerstoffmangel besteht, und infolge des anaeroben Stoffwechsels eine
metabolische Acidose entsteht (71).

Nach Infusion der Hämoglobinlösung nimmt die Durchblutung ebenfalls ab, es
entsteht aber keine metabolische Acidose, und die Sauerstoffaufnahme ändert
sich nicht. In diesem Falle kann man also durchaus annehmen, daß eine erhöhte Sauerstoffzufuhr bei unverändertem Bedarf eine geringere Durchblutung
erforderte, und der Kreislauf sich darauf einstellte. Dies umsomehr als die
Viskosität des Blutes durch Zumischung einer stromafreien Hämoglobinlösung
nicht zu-, sondern abnimmt (18, 75, 92). Spezielle Untersuchungen der Mi-

krozirkulation könnten hier weiteren Aufschluß über die Beeinflussung der
Kapillarfunktion bringen. Die Druckerhöhung und die Abnahme der Durchblutung scheint eine Eigenschaft des freien Hämoglobins zu sein, da sie auch
nach Infusion von hämolysiertem Blut beobachtet wurde (2, 58). Möglicherweise besteht eine Beziehung zur Erhöhung des kolloidosmotischen Drucks
durch das freie Hämoglobin, die einen entsprechenden Anstieg des Filtra-
tionsdrucks erforderlich macht. Das gesamte Hämoglobin der Erythrocyten
würde in frei gelöstem Zustand eine dreifache Erhöhung des kolloidosmotischen Drucks erzeugen (75). Eine völlige Substitution der roten Zellen
durch freies Hämoglobin ist daher nicht möglich. Schon ein relativ kleiner
Teil davon kann jedoch die Plasma-Sauerstoff-Konzentration spürbar erhöhen
und damit die Sauerstoffversorgung verbessern. Die zusätzliche Blutdruck-
wirkung ist unter bestimmten Umständen, z.B. im Schock, sogar erwünscht.

Bei der Beurteilung einer volumenwirksamen Infusion auf den Kreislauf muß
man sich die fundamentale Beziehung vor Augen halten, die zwischen Sauerstoffangebot und Kreislauf besteht, der zusammen mit der Hämoglobinkonzentration das erforderliche Sauerstoffangebot bereitstellen muß. Im Normal-
fall wird ein wechselnder Sauerstoffverbrauch allein durch entsprechende
Zu- oder Abnahme der Durchblutung befriedigt, während der Hämoglobingehalt,
sprich Sauerstoffgehalt des Blutes konstant bleibt. Geht ein beträchtlicher
Teil des zirkulierenden Blutvolumens verloren, so besteht ein Sauerstoffmangel aus zwei Gründen: erstens infolge schlechter Durchblutung und zwei-
tens infolge verminderten Sauerstoffgehalts bei erniedrigter Hämoglobinkonzentration. Reiner Volumenersatz durch Plasmaexpander ist eine wertvolle
und oft lebensrettende Hilfe, welche die optimale Ausnützung der verbliebe-
nen Erythrocyten durch entsprechende Mehrdurchblutung gestattet. In vielen
Fällen genügt das, da der Organismus über eine große Erythrocytenreserve
verfügt. Bei starkem Blutverlust ist jedoch ein frühzeitiger Ersatz der
verlorenen Erythrocyten oder eine Sauerstoffträgerlösung das therapeutische
Mittel der Wahl. Die stromafreie Hämoglobinlösung ist infolge ihrer Atoxi-
zität und universellen Verwendbarkeit für die Therapie besonders interes-
sant, da sie neben dem Volumenersatz zur Förderung von Gesamtdurchblutung
und Diurese auch das Sauerstoffangebot wesentlich verbessert.

Sauerstoffversorgung

Bei der Analyse der Sauerstoffversorgung unterscheidet man nach LÜBBERS
(55) zweckmäßigerweise drei Stufen:
a) die Sauerstoffaufnahme in der Lunge (äußere Atmung), b) den Sauerstofftransport durch das Blut, welches durch den Kreislauf bewegt wird, und die
Sauerstoffdiffusion von der Kapillare ins Gewebe und c) die Gewebsatmung
in den Mitochondrien.

Die von uns untersuchte Hämoglobinlösung beeinflußt nur den Sauerstofftransport, und zwar sowohl durch ihre Kreislaufwirkung, die im vorangehenden Teil
besprochen wurde, als auch durch Erhöhung des Sauerstoffgehalts des Plasmas.
Die Kreislaufwirkung wurde vor allem durch den Verlauf der avDO$_2$ widerge-
spiegelt: bei Abnahme des Herzzeitvolumens nach Infusion der Hämoglobinlösung stieg die avDO$_2$ an, bei Zunahme des Herzzeitvolumens nach Albumininfusion wurde sie kleiner. Dieses Verhalten würde in erster Linie für
einen pharmakologischen Einfluß der Hämoglobinlösung auf die Parameter des
Kreislaufs sprechen, denen die avDO$_2$ sich anpassen muß, wenn die Sauerstoffaufnahme gleichbleiben soll. In der Tat hatte sich die VO$_2$ nicht wesentlich
verändert, zeigte jedoch nach Infusion der Hämoglobinlösung eine Tendenz zur
Zunahme trotz Abfall der Durchblutung. Die Deutung dieses Befundes ist nicht
ganz einfach, doch muß man bei der Zunahme der VO$_2$ in erster Linie an die
gleichzeitig ablaufenden allergischen Reaktionen infolge der Fremdeiweiß-

zufuhr denken. Möglich wäre auch eine vermehrte Herzarbeit durch die bestehende Vasokonstriktion, die zu erheblicher Erhöhung von mittlerem arteriellem Druck und gesamtem peripheren Widerstand geführt hatte. Dies scheint,
wie oben erwähnt, eine Wirkung des freien Hämoglobins im Blute zu sein
und wurde sowohl bei Infusion hämolysierten Blutes als auch nach einer
"stromafreien" Hämoglobinlösung beobachtet ($\underline{2}$, $\underline{58}$). Die Volumenwirkung auf
Grund der relativen Übertransfusion kommt dafür nicht in Betracht, da die
Albumininfusion eher einen stärkeren Volumeneffekt hatte ohne den Sauerstoffverbrauch zu erhöhen.

Sauerstoffgehalt des Plasmas

Normalerweise ist die Menge physikalisch im Plasma gelösten Sauerstoffs
sehr gering. Sie hängt nach dem Henryschen Gesetz vom Sauerstoff-Partial-
druck ab, mit dem das Plasma im Gleichgewicht steht und vom Löslichkeits-
koeffizienten für Sauerstoff in Plasma ($\underline{98}$). Der Löslichkeitskoeffizient
beträgt bei 38 Grad Celsius 0,0213 ml O_2 pro ml Blut ($\underline{67}$). Daraus errech-
nen sich unter Luftatmung 0,3 ml O_2 pro 100 ml Blut. Dieser Sauerstoff im
Plasma steht im Gleichgewicht mit dem Sauerstoff innerhalb der Erythrocyten,
deren Sauerstoffmenge ca. 20 ml pro 100 ml Blut beträgt, sofern bei einer
Hämoglobinkonzentration von 15 g% volle Aufsättigung mit Sauerstoff besteht.
Die Beziehung zwischen dem physikalisch gelösten und dem an das Hämoglobin
gebundenen Sauerstoff ist durch die Sauerstoff-Bindungskurve gegeben, welche eine sigmoide Gestalt hat und die Funktion des Hämoglobins, große Mengen Sauerstoff bei relativ kleinen Druckdifferenzen aufzunehmen oder abzu-
geben, widerspiegelt. Diese Funktion behält das Hämoglobin auch in Lösung
($\underline{6a}$, $\underline{28\ a}$). Sie kann therapeutisch benützt werden ($\underline{70a\ c}$). Durch Infusion
der Hämoglobinlösung konnten wir den Sauerstoffgehalt des Plasmas deutlich
erhöhen. Die gemessene arterio-venöse Differenz für Sauerstoff im Plasma
zeigt, daß das infundierte Hämoglobin an der Sauerstoffversorgung teilge-
nommen hatte. Die bei Einzelmessungen gefundenen Punkte der Plasma-Hämoglo-
bin-Dissoziationskurve liegen im mittleren Teil sehr nahe der normalen Sauerstoff-Bindungskurve für Blut. Dies bedeutet, daß die Sauerstoffaffinität
des freien Hämoglobins im Plasma derjenigen menschlichen Blutes entspricht.

Die Affinität des Hämoglobins für Sauerstoff bestimmt zusammen mit der Hämoglobinkonzentration, welche den Sauerstoffgehalt begrenzt, die zur Ver-
fügung stehende Sauerstoffmenge ($\underline{6a,b}$ $\underline{28\ b}$). Eine Veränderung der Sauerstoffaffinität kann die Sauerstoffabgabe ans Gewebe erheblich beeinflussen:
so wird bei der chronischen Anämie der verminderte Hämoglobin- und somit
Sauerstoffgehalt des Blutes durch Herabsetzen der Sauerstoffaffinität kom-
pensiert ($\underline{17}$, $\underline{72a}$, $\underline{94}$). Verminderung der Affinität des Hämoglobins für
Sauerstoff verschiebt die Bindungskurve nach rechts, so daß bei gleichem
PO_2 mehr Sauerstoff abgegeben werden kann. Im Falle der Anämie ist diese
Rechtsverlagerung durch einen Anstieg des DPG-Gehalts der Erythrocyten bedingt, der erst nach einiger Zeit wirksam werden kann. Beim akuten Blutverlust ist die Sauerstoffaffinität des Blutes zunächst nicht verändert ($\underline{7b}$),
der verminderte Hämoglobin- und Sauerstoffgehalt kann nicht ohne weiteres
kompensiert werden, so daß relativ schnell eine Hypoxie entsteht. Eine
schnelle Änderung der Sauerstoffaffinität des Hämoglobins ist jedoch außer
durch Änderung der Temperatur über den Bohr-Effekt möglich: Abnahme des pH-
Wertes im Blut führt zur Rechtsverlagerung der Bindungskurve, somit zu
einer Abnahme der Affinität, Anstieg des pH zu einer Zunahme, d.h. Linksverlagerung der Bindungskurve ($\underline{39}$, $\underline{81}$).

Die Veränderung der Sauerstoffaffinität des Hämoglobins, kenntlich am jeweiligen P_{50}-Wert (O_2-Halbsättigungsdruck), wird in Hämoglobinlösungen
besonders von deren Salzgehalt beeinflußt ($\underline{25}$, $\underline{73}$). Somit dürfte der Salz-

gehalt des Plasmas bei der Anwendung von freiem Hämoglobin für dessen Bindungskurve von Bedeutung sein. Die von GROTE beschriebene starke Linksverschiebung der Bindungskurven verdünnter Hämoglobinlösungen (28a) dürfte für die Verhältnisse im Plasma nicht zutreffen, was auch unsere Ergebnisse bestätigen, da die bestimmten Punkte der Plasma-Hämoglobin-Bindungskurve sehr nahe derjenigen des Blutes lagen. WALDECK (97) zeigte eine lineare Beziehung zwischen dem intraerythrocytären Quotienten aus Gesamtkationenkonzentration zu Hämoglobinkonzentration und dem P_{50}-Wert: bei Zunahme des Quotienten wird der P_{50}-Wert linear größer. Überträgt man diese Beziehung auf das freie Hämoglobin im Plasma, so müßte bei konstanter Salzkonzentration und relativ niedrigen Hämoglobinkonzentrationen im Plasma ein hoher Quotient und somit ein hoher P_{50}-Wert bestehen. Dies würde günstige Voraussetzungen für die Sauerstoffabgabe an das Gewebe schaffen.

Ein weiterer Unterschied der Sauerstoffaffinität von Blut und Hämoglobinlösungen besteht in dem stärker ausgeprägten Bohr-Effekt der Hämoglobinlösung (59), wodurch bei einer im Plasma bestehenden Acidose die Sauerstoff-Entladung des freien Hämoglobins begünstigt, bei einer Alkalose aber gehemmt wird. Die Anwendung von Hämoglobinlösungen wäre somit bei acidotischen Zuständen vorteilhaft, bei einer metabolischen oder respiratorischen Alkalose dagegen nur von geringer Bedeutung.

Die Sauerstoffaffinität des im Erythrocyten gelagerten Hämoglobins ist demgegenüber weniger von den Veränderungen im Plasma abhängig, sondern vielmehr von dem intraerythrocytären Milieu gesteuert (5a,b 39). Hierbei wird die Sauerstoffbindung an das Hämoglobin im wesentlichen von 2,3-DPG, H^+, und CO_2 beeinflußt, die alle eine höhere Affinität für desoxygeniertes Hämoglobin als für Hämoglobinsauerstoff haben (7d, 94). Vermehrung des einen oder anderen dieser Faktoren führt nach dem Massenwirkungsgesetz immer zur Abgabe von Sauerstoff (7d). Dieser Regulationsmechanismus innerhalb des Erythrocyten gewährleistet eine normale, vom Plasma unabhängige Sauerstoffabgabe (5a). In gewissen Grenzen wird dadurch die Sauerstoffaffinität konstant gehalten, da z.B. bei einer über längere Zeit andauernden Acidose der intraerythrocytäre 2,3-DPG Gehalt vermindert und somit der Bohreffekt vermindert wird (74).

Sauerstoffmangelzustände führen in der Regel bald zur Verschiebung des Stoffwechsels zur anaeroben Seite hin und somit zur Entwicklung einer metabolischen Acidose. Ist der Sauerstoffmangel bei normaler Lungenfunktion durch eine zu starke Verminderung des Sauerstoffgehaltes des Blutes bedingt, z.B. nach einer schweren Blutung, so müßte aus den angeführten Gründen die Infusion einer stromafreien Hämoglobinlösung das Sauerstoffangebot erhöhen und zur Abtragung der eingegangenen Sauerstoffschuld beitragen.

Hämoglobin-Elimination

Die von RABINER (70a) bei Hunden bestimmte Halbwertzeit des infundierten stromafreien Hämoglobins lag bei 4 Stunden und somit deutlich höher als bei unseren Versuchen am Schwein mit 2-3 Stunden. Sehr wahrscheinlich besteht hier eine Speziesdifferenz, denn BIRNDORF et al. fanden bei Affen eine Halbwertzeit von nur 120 Minuten (10).

Die Elimination des infundierten Hämoglobins aus dem Plasma geschieht auf mehreren Wegen. Nur ein kleiner Teil wird im Urin ausgeschieden, bei RABINER 15%, bei unseren Versuchen ca. 7%. Das übrige Hämoglobin wird im Gewebe abgelagert. Die Verteilung wurde von RABINER 4-5 Stunden nach der Hämoglobininfusion aus Gesamthämoglobin, das im Gewebshomogenat colorimetrisch bestimmt wurde, abzüglich des mit ^{59}Fe markierten Erythrocytenhämoglobins abgeschätzt. Demnach enthielt die Leber 23%, die Niere 10%, die Milz 4,5%, das Plasma 40%, und der Urin 9% Hämoglobin.

Nach MURRAY (60) kann Hämoglobin infolge glomerulärer Filtration, Bindung an α-und β-Globuline sowie an Albumin und durch Metabolismus in der Leber und in anderen Geweben aus dem Plasma verschwinden. Freies Hämoglobin im Plasma bindet sich zuerst an Haptoglobin, einem α_2-Globulin und bildet einen Hämoglobin-Haptoglobinkomplex, der wegen seiner Größe nicht filtrierbar ist und durch das retikuloendotheliale System absorbiert wird (49). Auf diesem Mechanismus beruht die Nierenschwelle für Hämoglobin (3). Ist das gesamte Haptoglobin von Hämoglobin besetzt, so kommt es zur Hämoglobinurie, und zwar erst nach Überschreiten des Haptoglobinspiegels um 27 - 60 mg% (49). Die Permeabilität des Glomerulums für Hämoglobin ist sehr viel größer als für Albumin, obwohl beide dasselbe Molekulargewicht haben. Entscheidend ist wohl die Konfiguration. Elektrophoretisch (49) ist das im Urin gefundene Hämoglobin nicht von dem im Plasma verschieden, es findet also keine Dissoziation der Hämoglobinketten vor oder bei der Filtration statt. Auch BONHART (13a) konnte im Urin keine Monomere oder Dimere des von uns infundierten Hämoglobins finden. Freies Hämoglobin wird schneller aus dem Blute eliminiert als an Haptoglobin gebundenes (60). Auch bei den Patienten wird bei einem erhöhten Plasmaspiegel infolge extracorporaler Zirkulation oder Klappenprothese nur ca. 10% des freien Hämoglobins im Urin wiedergefunden (3). Eine Untersuchung der Gewebsverteilung mit ^{51}Cr markiertem Hämoglobin (ANDERSEN, 1966) ergab keine Korrelation des Plasmaspiegels mit der Urinausscheidung des freien Hämoglobins. In der Leber wurde hauptsächlich Hämoglobin-Haptoglobin abgelagert, bei Erhöhung der Plasmakonzentration des freien Hämoglobins stieg die Hämoglobinablagerung in der Nierenrinde an. Die Remobilisation des Hämoglobins aus Leber und Niere verlief exponentiell über 3-4 Monate (3). OSTROW et al. (63) stellten fest, daß kleine Dosen Hämoglobin, welche die Bindungskapazität des Haptoglobins nicht überschritten, fast vollständig zu Bilirubin umgewandelt wurden. Auch mit Antikörpern sensibilisierte Erythrocyten wurden rasch aus der Zirkulation entfernt, und das Hämoglobin im reticuloendothelialen System von Leber, Milz und Niere in Bilirubin umgewandelt. Es konnten jedoch nur 63 - 80% des infundierten Hämoglobins wiedergefunden werden.

Diese Untersuchungen zeigen, daß der Organismus eine sehr hohe Kapazität zur Umwandlung von Hämoglobin in Bilirubin besitzt und dadurch große Mengen Eisen, das via Transferritin ins Knochenmark transportiert wird, konservieren kann. Es ist anzunehmen, daß nach Überschreiten dieser Umwandlungskapazität weiteres freies Hämoglobin einfach im Gewebe abgelagert und später transformiert wird. Bei unseren Untersuchungen wurden Hämoglobin-Plasmaspiegel von im Mittel 2 000 mg% erzeugt, worunter der Bilirubinspiegel von 0,11 und 0,95 mg% leicht, aber signifikant zunahm. Evtl. Beeinflussung der Bilirubinbestimmung durch Hämoglobin, was zu einem Bilirubinanstieg im Blute führt In weiteren Versuchen könnte geklärt werden, ob bei wesentlich höheren Hämoglobinkonzentrationen im Plasma auch der Bilirubinspiegel weiter ansteigt.

Der Cholesterinanstieg nach Infusion der Hämoglobinlösung ist unerwartet und ungeklärt, es sei denn, die Meßergebnisse wurden durch die Anwesenheit des Plasmahämoglobins fälschlicherweise erhöht. Da bei der photometrischen Bestimmung die Absorptionsbande von Cholesterin (630 nm) sehr nahe derjenigen von Hämoglobin (546 nm) liegt, ist eine Beeinflussung der Cholesterinwerte durch Hämoglobin durchaus möglich.$^{10)}$

$^{10)}$ Zur Kontrolle wurden die Cholesterinwerte in Humanserum ohne und mit Hämoglobin (Hämoglobinkonzentration: 2 g%) in derselben Weise (Autoanalyser SMA 12/60 der Fa. Technicon) bestimmt wie bei den experimentellen Untersuchungen beim Zwergschwein. Durch den Hämoglobinzusatz stiegen die Cholesterinwerte um ca. 20% an.

Wirkung auf die Nierenfunktion in Normovolämie

Die Kontrolle des Plasma-Kreatinins, Harnstoffs und der Harnsäure ergab bis
zu zwei Tagen nach Infusion der Hämoglobinlösung keinen Anhalt für eine
Nierenfunktionsstörung. Auch die übrigen Parameter, wie Urinvolumen, endogene Kreatininclearance und ^{51}Cr-EDTA-Clearance, sowie die Elektrolytausscheidung ließen keinerlei Beeinträchtigung der geprüften Teilfunktionen
der Niere erkennen. Die Steigerung der Diurese war nach Albumin ebenso
groß wie nach Hämoglobin und ist in erster Linie auf die Volumenregulation
des Organismus zurückzuführen, die über den GAUER-HENRY Reflex zu einer
verminderten ADH-Sekretion und dadurch verstärkter Diurese führt (23b).
Zusätzlich gefördert wurde die Urinausscheidung durch die Infusion einer
in Bezug auf Natrium-Ionen hypotonen Lösung, was sowohl bei der Hämoglobinlösung als auch bei dem salzarmen Albumin der Fall war. Beides führt zu
einer Wasserdiurese. Auf Grund des unterschiedlichen Natriumgehalts ist
auch die weniger starke Zunahme des Urinflusses bei den Versuchen am wachen
Tier (Hämoglobinlösung mit 158 mval/l Na$^+$) im Vergleich zu denjenigen in
Narkose (Hämoglobinlösung mit 40 mval/l Na$^+$) zu erklären. Die Tatsache,
daß die Qualität der infundierten Lösung im wesentlichen den diuretischen
Effekt bestimmte, weist gleichzeitig auf die sicher minimale Nierenfunkti-
onsminderung durch die durchgeführte oberflächliche Narkose hin. Die Ausgangswerte der Kreatinin- und ^{51}Cr-EDTA-Clearance liegen etwas niedriger
als beim nicht narkotisierten Tier (Tabelle 2), sie entsprechen jedoch den
bei vergleichbaren Untersuchungen am Hund gefundenen Werten (54). Die Hämoglobinlösung verursachte ebensowenig wie das zur Kontrolle mituntersuch-
te Albumin eine meßbare Veränderung des Glomerulumfiltrats. Die ^{51}Cr-EDTA-
Clearance als eine relativ neue Methode entsprach etwa den Werten der Kreatininclearance und ist zumindest für Vergleichsuntersuchungen gut geeignet.
Die Ausscheidung von Na$^+$ und K$^+$ nahm nach Hämoglobin im Gegensatz zu Albumin nur insignifikant zu. In der Albuminreihe wurde bei 2 von 6 Tieren Albumin in 0,9% NaCL infundiert, und diese beiden Tiere zeigten die stärkste
Zunahme der Natrium-Exkretion, worauf somit die hohe Na$^+$-Ausscheidung zurückgeführt werden muß. Eine erhöhte NaCL-Ausscheidung wurde von LEVINSKI
und Mitarb. (51) sowohl nach Kochsalz als auch nach Albumin in NaCL, von
KNOX (47) und WRIGHT (100) auch nach Bluttransfusion festgestellt. Nach
KESSLER und Mitarb. (44) ist jedoch die Natrium-Exkretion nach Kochsalz-
zufuhr stärker als nach Albumin. Theoretisch käme auch ein sogenannter na-
triuretischer Faktor im menschlichen Serum als Ursache einer vermehrten
Na -Ausscheidung in Frage (53). Bei der Urin- und Elektrolytausscheidung
nach Infusion einer volumenwirksamen Lösung wirken extrarenale und renale
Einflüsse zusammen. Änderungen von Volumen und Blutdruck, sowie Na$^+$-Ver-
schiebungen stehen im Wettstreit mit den unmittelbar renalen Wirkungen.
Während die isolierte Niere des Hundes (62) nach Serumalbumin und nach Dextran die Wasser- und Na$^+$-Ausscheidung reduziert, kommt es bei isotoner Infusion in den intakten Organismus zuerst zur Wasserdiurese, in Abhängigkeit
von Bestand und Zufuhr von Na$^+$ auch zu einer Na$^+$-Exkretion (23b). Der Kol-
loidosmotische Druck hat keinen direkten Einfluß (52). Im Vordergrund steht
nach GAUER immer die Volumenregulation, demgegenüber die Osmoregulation von
sekundärer Bedeutung ist, da sie in der Regel nur bei einer Änderung des
freien Wasserbestandes des Organismus wirksam wird. Treten Volumenänderun-
gen hinzu, so wird zunächst das ursprüngliche Volumen wiederhergestellt,
danach kann eine Osmoregulation einsetzen (23a).

Die Hämoglobinlösung hatte bei unseren Versuchen keinen wesentlichen Einfluß auf die Na$^+$ und K$^+$-Exkretion, sie verhielt sich somit auch gegenüber
dieser Teilfunktion der Niere relativ indifferent. Wenn es im Gefolge einer
Hämolyse zu einem Nierenversagen kommt, so ist dies durch andere Faktoren
als das Hämoglobin bedingt. Eine disseminierte intravaskuläre Koagulation
wird von den meisten Forschern als wesentlichstes Moment in der Pathophysio-

logie der Hämolyse genannt. Das Hämoglobin selbst dürfte dabei keine ur-
sächliche Rolle spielen. Die klassische Vorstellung von Hämoglobinzylindern,
welche die Tubuli verstopfen und dadurch eine Anurie erzeugen, wird in neu-
eren Lehrbüchern nicht mehr ernsthaft diskutiert (15). Inwieweit die bei
Ratten festgestellte Hämoglobin-Rücksorption der Tubuluszellen (12) die
Nierenfunktion zu beeinträchtigen vermag, ist eine Fragestellung, die mit
einer wesentlich aufwendigeren Methode noch geklärt werden müßte. Nach unseren Untersuchungen ist durch die Infusion einer stromafreien Hämoglobinlösung keine Nierenfunktionsstörung zu erwarten. Die Ergebnisse der Arbeitsgruppe um RABINER und Mitarb. konnten wir mit unserer Lösung bestätigen.
Die Möglichkeiten einer therapeutischen Verwendung stromafreier Hämoglobinlösungen sollten somit weiter erörtert werden.

III. UNTERSUCHUNGEN IM HÄMORRHAGISCHEN SCHOCK: DIE WIRKUNG DER STROMAFREI-
EN HÄMOGLOBINLÖSUNG AUF KREISLAUF, SÄURE-BASEN-STATUS, SAUERSTOFFAUFNAHME
UND NIERENFUNKTION

Einleitung

Die vorausgehenden Experimente in Normovolämie hatten sowohl das Fehlen
von Nierenfunktionsstörungen als auch die Sauerstoffträger- und Sauerstoff-
austauschfunktion der Hämoglobinlösung erwiesen. Gleichzeitig hatte sich
eine erhebliche Kreislaufwirkung mit starkem Anstieg von arteriellem Druck
und peripherem Widerstand bei leichtem Absinken des Herzzeitvolumens gezeigt. Welchen Einfluß auf die hämodynamischen Parameter im Schock durch
die Infusion einer stromafreien Hämoglobinlösung ausgeübt wird, war nun
die Fragestellung der folgenden Untersuchungen. Die Prüfung der Nierenfunktion könnte weitere Hinweise dafür erbringen, ob eine hypoxämisch geschädigte Niere die Hämoglobinlösung ebenso gut toleriert wie im Normalzustand.

Hämoglobinlösung

Bei den Untersuchungen im hämorrhagischen Schock wurde die Hämoglobinlösung
Nr. 710 929 (Tabelle 1) verwendet. Sie enthielt 6,3 g% Hämoglobin, 42 mval/l
Na^+, 3,3 mval/l K^+, 30 mval/l CL^+, 15 mval/l Acetat, 41 g/l Glucose. Der
Methämoglobinanteil betrug 3,8%. Die Lösung war pyrogenfrei und wies einen
pH-Wert von 7,4 auf.

Meßprinzip

Nach Abschluß der entsprechenden Vorbereitungen und Bestimmung der Ausgangswerte der zu untersuchenden Größen von Kreislauf, Säure-Basen-Status, Sauerstoffaufnahme und Nierenfunktion wurde durch schnelle Blutung der arterielle
Mitteldruck auf 40 mm Hg gesenkt und über 3 Stunden bei diesen niedrigen
Druckwerten die angeführten Parameter kontrolliert. Die Beatmung wurde dabei konstant gehalten. Anschließend wurde entweder eine Hämoglobinlösung
infundiert oder Blut retransfundiert und deren Wirkung über weitere 3 Stunden beobachtet. Der Vergleich der Hämoglobinlösung mit einer Bluttransfusion, die als kausale Therapie des hämorrhagischen Schocks gelten kann,
sollte weiteren Aufschluß über die Verwendbarkeit der Hämoglobinlösung im
hämorrhagischen Schock ergeben.

Methodik

Die Versuche wurden bei 10 Jungsauen (Minipigs) mit einem Körpergewicht von
18,5 - 31 kg, im Mittel 24,8 kg, durchgeführt. Die Vorbereitungen erfolgten in genau derselben Weise wie im vorangegangenen Teil der vorliegenden
Arbeit. Im Unterschied dazu wurden die Tiere diesmal nicht relaxiert, so
daß ein starker Atemantrieb im Schockzustand die kontrollierte Beatmung in
oberflächlicher Narkose überspringen und in eine assistierte Spontanatmung
umwandeln konnte. Dies sollte als sofort erkennbarer Hinweis auf die Schwere des Schockzustandes dienen.

Das Anlegen von Blasenkatheter, Rechtsherz- bzw Vorhofkatheter, Thermistorsonde in der Aorta und Druckmeßkatheter in der A. iliaca nahm etwa 1 Stunde in Anspruch. Anschließend wurden Herzzeitvolumen, arterieller Mitteldruck

und Herzfrequenz über mindestens 45 und höchstens 65 Minuten verfolgt. Arterielle und venöse Blutgasanalysen wurden, wie im vorhergehenden Teil beschrieben, zusammen mit den Bestimmungen des Herzzeitvolumen durchgeführt. Die Urinausscheidung wurde vom Zeitpunkt der Blasenkatheterisierung an über eine 90 - 120 Minuten-Periode (Clearanceperiode I) gemessen. Als Parameter der Nierenfunktion wurden im Plasma die Werte für Kreatinin, Harnstoff, Harnsäure bestimmt, sowie die endogene Kreatininclearance, die osmolare Clearance und die Elektrolytausscheidung im Urin errechnet. Die zugehörigen Blutentnahmen erfolgten am Ende der Clearanceperioden, ebenso die Kontrolle der Plasmaspiegel für Cholesterin, Gesamteiweiß und Bilirubin sowie Plasma-Hämoglobin und Methämoglobin. Während der Vorbereitungen und in Periode I wurden 400 - 500 ml (20 ml/kg) einer Halbelektrolytlösung, der 1 ml Liquemin = 5000 E Heparin zugesetzt waren, infundiert, um einen ausreichenden Urinfluß aufrechtzuerhalten. In den folgenden Perioden II (während der hämorrhagischen Hypotension) und III (Beobachtungszeit von 160 - 180 Minuten nach Infusions- bzw. Transfusionsbeginn) bestand die Flüssigkeitszufuhr nur aus minimalen Spülmengen zum Offenhalten der venösen und arteriellen Katheter, wozu ebenfalls eine heparinisierte Halbelektrolytlösung wie zur Infusion benützt wurde, und aus der zur Messung des Herzzeitvolumens mittels Thermodilution notwendigen Ringerlösung.

Nach Bestimmung der Ausgangswerte wurde durch Blutung aus der A. iliaca der mittlere arterielle Druck auf 30 - 35 mm Hg gesenkt. Der infolge körpereigener Kompensation wieder ansteigende Druck wurde nach Überschreiten von 40 - 45 mm Hg durch erneute kleine Blutungen wieder auf Werte zwischen 30 - 35 mm Hg gesenkt. Nach Ablauf von 2,5 Stunden wurde ein erneuter Druckanstieg belassen. Bei spontanem Druckabfall unter 30 mm Hg wurde vorher entnommenes Blut retransfundiert, um den Druck bei mindestens 30 mm Hg zu halten. Die entnommene Blutmenge betrug im Mittel 27,3 ml pro kg Körpergewicht ± 8,3 ml (Standardabweichung). Dies Blut wurde in den üblichen ACD-Konservenflaschen aufgefangen und diente bei den Kontrolltieren zur Retransfusion.

Nach 180 Minuten hämorrhagischer Hypotonie wurde bei 8 Tieren ein dem entnommenen Blut entsprechendes Volumen, im Mittel 27 ml/kg Körpergewicht, einer stromafreien Hämoglobinlösung infundiert, bei 2 Tieren eine Blutretransfusion durchgeführt. Eine dritte, über weitere 2 Stunden nach Infusionsende dauernde Meßperiode wurde angeschlossen. Nach Erwachen aus der Narkose wurden die Tiere extubiert und mit liegendem Venen- und Blasenkatheter in einen Stoffwechselkäfig gebracht. Sammelurin der Nachtperiode konnte nur bei einem Tier gewonnen werden, da die meist sehr unruhigen Tiere die Katheterverbindungen abgerissen hatten. Jedoch konnte mit einer Ausnahme (1 Tier kam 2 Stunden nach Hämoglobininfusion ad exitum) venöses Blut am nächsten Vormittag zur Kontrolle von Kreatinin, Harnstoff, Harnsäure, Cholesterin, Gesamteiweiß und Bilirubin entnommen werden.

Ergebnisse

Mortalität: Die Überlebenszeit der Tiere nach hämorrhagischem Schock ist in Tabelle 22 zusammengestellt. Nach Infusion der Hämoglobinlösung haben 2 von 8 Tieren überlebt, nach Blutretransfusion beide Kontrolltiere. Dies zeigt deutlich, daß die Bluttransfusion im hämorrhagischen Schock eine endgültige Therapie darstellt, während die Hämoglobinlösung infolge der relativ kurzen Halbwertzeit von 3 - 4 Stunden keine Dauerwirkung haben kann. Bei unseren Versuchen wurde außer der Hämoglobinlösung keine andere Therapie durchgeführt. Die beiden überlebenden der Hämoglobinreihe hatten den geringsten Blutverlust mit nur 18 - 20 ml/kg Körpergewicht und hatten keine metabolische Acidose entwickelt.

Tabelle 22. Überlebenszeit und Mortalität nach hämorrhagischem Schock und Infusion einer Hb-Lösung, bzw. Blutretransfusion

Eintritt des Todes	2 Std nach Infusion	nach 24 Std	nach 48 Std	nach 1 Woche	nach 4 Wochen noch am Leben
Hb-Lösung	1	0	3	2	2
Blutretransfusion	-	-	-	-	2

Verhalten einiger Kreislaufparameter im hämmorhagischen Schock und nach
Infusion einer Hämoglobinlösung, bzw. nach Blutretransfusion

Die durch schnelle Blutung aus der A. femoralis erzeugte Senkung des arteriellen Mitteldrucks auf im Mittel 40 mm Hg führte zu einem um 31% erniedrigten Herzzeitvolumen (Tabelle 23 und 24 sowie Abb. 10).

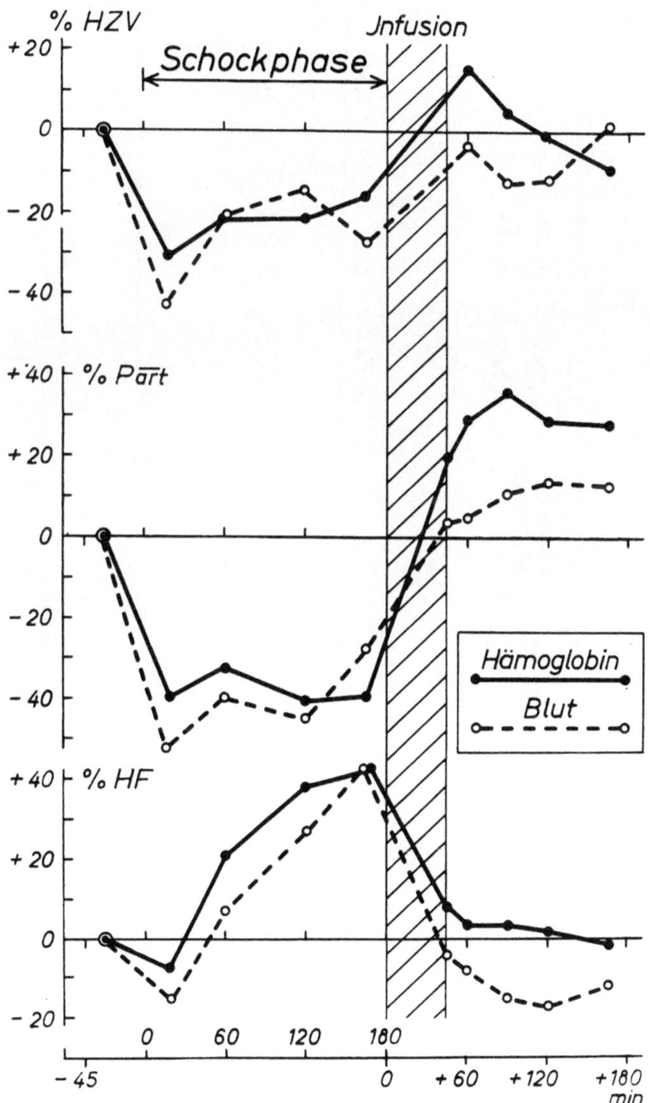

Abb. 10. Mittlere prozentuale Veränderung von Herzzeitvolumen, arteriellem
Mitteldruck und Herzfrequenz durch einen hämmorhagischen Schock und nach
Infusion einer stromafreien Hämoglobinlösung, bzw. nach einer Blutretrans-
fusion

Tabelle 23. Verhalten des Herzzeitvolumens im hämmorhagischen Schock und nach Hämoglobininfusion, bzw. Blutretransfusion. Mittelwerte, Streuung und prozentuale Veränderungen gegenüber dem Ausgangswert

Ausgangswert		Schockphase				Infusion	Minuten nach Infusionsbeginn			
Minuten $+45'/-1'$	$8-20'$	$55-75'$	$110-130'$	$160-180'$	$35'-55'$	$+45/65'$	$+70/+90'$	$+105/+130'$	$+160/+180'$
Hämoglobin (8 Tiere)										
$\bar{x}$ 2,790	1,925	2,158	2,155	2,325	(6,2g%) Hämoglo-binlösung	3,222	2,909	2,757	2,509
s $\pm$0,512	0,477	0,508	0,548	0,298		0,595	0,491	0,476	0,451
$s_{\bar{x}}$ $\pm$0,181	0,180	0,192	0,207	0,112		0,225	0,173	0,168	0,159
% Abweichung gegenüber dem Ausgangswert	-31%	-22%	-22%	-16%		-15%	-4%	-1%	-10%
P <	0,001	0,05	0,05	0,01		0,2	0,6	0,9	0,3
Blut (2 Tiere)										
$\bar{x}$ 2,391	1,345	1,88	2,015	1,704		2,275	2,062	2,085	2,412
% Abweichung gegenüber dem Ausgangswert	-43%	-21%	-15%	-28%		-4%	-13%	-12%	+1%

(t-Test für Paare)

Tabelle 24. Verhalten des mittleren arteriellen Drucks ($P\bar{a}$) während eines hämmorhagischen Schocks von 3 Stunden Dauer und nachfolgender Infusion einer Hämoglobinlösung im Vergleich zu einer Blutretransfusion

	Ausgangswerte	Schockphase				Infusion		nach der Infusion			
Minuten	-45'/-1'	8-20	55-75'	110-130'	160-180'	35-55'	35'/+45'	45'/+65'	+70'/+90'	+105'/+130'	+160'/+180''
1) Hämoglobin (7 Tiere)											
$\bar{x}$	67,2	40,0	44,8	39,3	40,6	Hämoglo-binlösung	80,1	86,0	90,7	86,2	85,6
s	6,2	±8,8	14,0	7,5	10,8		16,3	13,9	14,2	21,9	24,3
$s_{\bar{x}}$	2,3	±3,3	5,7	2,8	4,0		6,1	5,6	5,8	8,2	9,2
% Abweichung vom Ausgangswert $\bar{X}$		-40%[1]	-33%[1]	-41%[1]	-40%[1]		+19%[1]	-28%[1]	+35%[1]	+28%[1]	+27%[1]

[1] p < 0,05   (t-Test für Paare)

	Ausgangswerte	Schockphase				Infusion		nach der Infusion			
2) Blut (2 Tiere)											
$\bar{x}$	68,7	32,1	41	37,2	49,2	Blutre-trans-fusion	70,7	71,5	75,5	77,7	77,0
% Abweichung vom Ausgangswert	-53%	-40%	-45%	-28%			+3%	+4%	+10%	/13%	+12%

Nach ca. 1 Stunde war der Druck wieder über 40 mm Hg angestiegen, das
Herzzeitvolumen lag nur noch um 22% unter dem Ausgangswert. In der Folge
konnte der arterielle Mitteldruck durch zusätzliche kleine Blutungen von
50 - 150 ml bei Werten um 40 mm Hg gehalten werden, das Herzzeitvolumen
blieb um 22% erniedrigt und war gegen Ende der 3-stündigen Schockperiode
nur noch um 16% vermindert.

Die Herzfrequenz (Tabelle 26 und Abb. 10) fiel sofort nach der Blutung
um 8 - 15% ab. Erst nach etwa 1 Stunde war ein signifikanter Herzfrequenz-
anstieg zu erkennen, der in der 2. und 3. Stunde noch wesentlich zunahm
und einen wichtigen Kompensationsmechanismus zur Aufrechterhaltung des
Herzzeitvolumens darstellte.

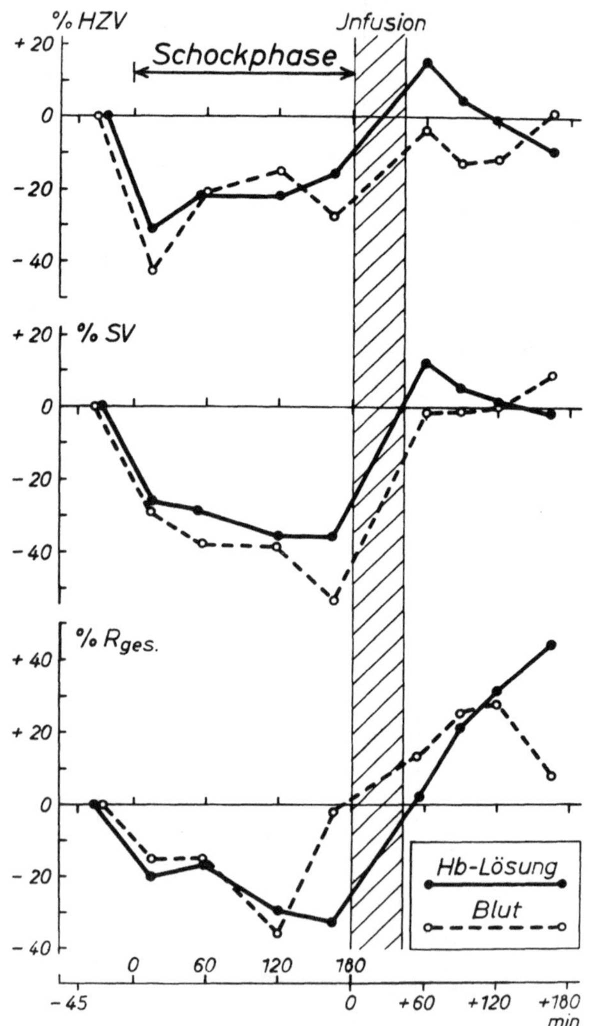

Abb. 11. Mittlere prozentuale Veränderung von Herzzeitvolumen, Schlagvolumen und gesamtem peripherem Widerstand durch einen hämorrhagischen Sock
und die Infusion einer Hämoglobinlösung im Vergleich mit einer Blutretransfusion

Das Schlagvolumen war während der Schockphase stark erniedrigt. Die kompensatorische Beschleunigung der Herzfrequenz verursachte eine zusätzliche Verkleinerung des Schlagvolumens (Tabelle 27 und Abb. 11). Der gesamte periphere Widerstand(Tabelle 25 und Abb. 11) zeigte sofort nach der Blutung einen signifikanten Abfall, stieg jedoch nach etwa 1 Stunde zusammen mit dem arteriellen Mitteldruck und dem Herzzeitvolumen wieder an. Nach erneuter Blutung nahm der Widerstand wieder stark ab und lag in der 2. und 3. Stunde der Schockphase um 30 - 33% unter den Ausgangswerten.

Durch die Infusion einer Hämoglobinlösung kam es sofort zu einem erheblichen Anstieg des arteriellen Mitteldrucks und des Herzzeitvolumens (Abb. 10). Der Druck stieg in den ersten 1 1/2 Stunden nach Infusion kontinuierlich bis um 35% über den Ausgangswert an und fiel in der folgenden Stunde wieder leicht ab, blieb aber während der gesamten Beobachtungsperiode signifikant erhöht. Das Herzzeitvolumen lag sofort nach Hämoglobininfusion um 15% über dem Ausgangswert und fiel im anschließenden Beobachtungszeitraum von 2 Stunden wieder leicht ab. Alle Werte waren vom Ausgangswert nur geringfügig und statistisch nicht signifikant verschieden, die Durchblutung hatte sich praktisch normalisiert. Nach einer Blutretransfusion stiegen Druck und Herzzeitvolumen etwas langsamer wieder an. Der arterielle Mitteldruck erreichte ebenfalls sofort wieder den Ausgangswert und lag nach 2 Stunden um 12% darüber, während das Herzzeitvolumen erst am Ende der Beobachtungszeit seinen Ausgangswert erreicht hatte.

Die Herzfrequenz,im Schock stark erhöht, kehrte sofort nach Infusion der Hämoglobinlösung zum Ausgangswert zurück und unterlag in der Folge nur noch geringen Schwankungen. Nach Blutretransfusion wurde ein Absinken der Herzfrequenz um 8 - 17% unter den Ausgangswert beobachtet.

Sowohl die Hämoglobinlösung als auch Blut führten zur Normalisierung des Schlagvolumens (Abb. 11). In der folgenden Beobachtungszeit verhielt sich das Schlagvolumen ähnlich dem Herzzeitvolumen. Es war sofort nach der Hämoglobininfusion leicht erhöht und nach weiteren 2 Stunden leicht abgefallen, allerdings waren die Unterschiede nicht signifikant. Nach Blutretransfusion stieg das Schlagvolumen zunächst weniger stark an, war aber am Ende der Beobachtungszeit leicht erhöht. Der gesamte periphere Widerstand nahm sowohl nach Infusion einer Hämoglobinlösung als auch nach Bluttransfusion deutlich zu. Bis zum Ende der Beobachtungsperiode kam es nach Hämoglobin zu einem weiteren Anstieg, nach Blut jedoch zu einem Abfall des peripheren Widerstandes (Abb. 11).

Faßt man die Ergebnisse der Kreislaufuntersuchung zusammen, so scheint die initiale Wirkung der Hämoglobinlösung im hämorrhagischen Schock effektiver zu sein als eine Bluttransfusion, da Herzzeitvolumen und arterieller Mitteldruck schneller normalisiert werden. Nach Ablauf von weiteren 2 Stunden ist jedoch nach Blut eine völlige restitutio ad integrum eingetreten, während nach Hämoglobinlösung der periphere Widerstand anzusteigen beginnt, und das Herzzeitvolumen eine Tendenz zur Abnahme zeigt.

<u>Arterio-venöse Differenz und Sauerstoffaufnahme</u> im hämorrhagischen Schock und nach Infusion einer Hämoglobinlösung, bzw. einer Blutretransfusion (Tabelle 33 und Abb. 12)

Die <u>arterio-venöse Differenz</u> des Sauerstoffgehalts ($avDO_2$) des Blutes nahm in der Anfangsperiode des Schocks signifikant zu und fiel gegen Ende wieder ab, war jedoch vom Ausgangswert nicht signifikant verschieden. Sowohl nach Infusion der Hämoglobinlösung als auch nach Blutretransfusion lagen die Werte nur insignifikant unter dem Kontrollwert, dem sie sich gegen Ende der Beobachtungszeit praktisch wieder angenähert hatten.

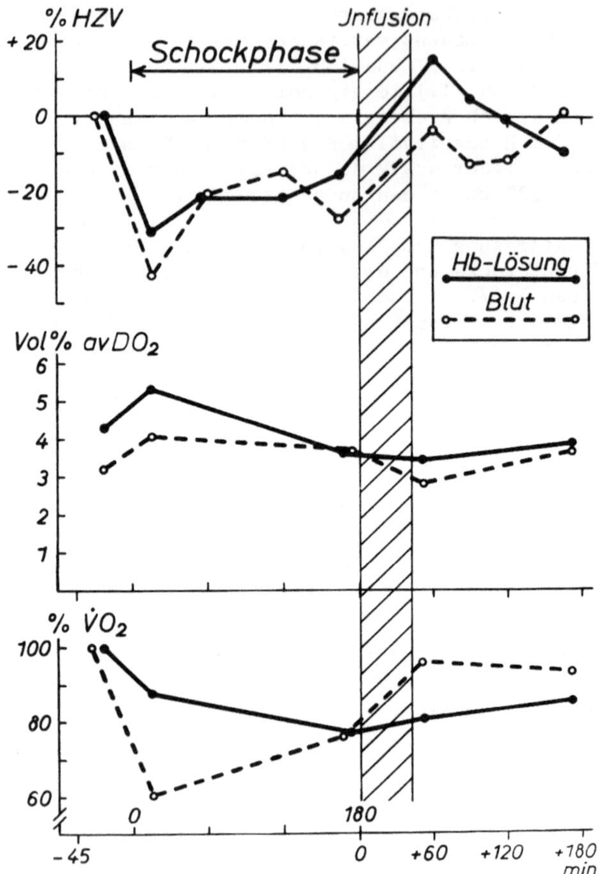

Abb. 12. Mittlere Veränderung von Herzzeitvolumen, arterio-venöser Differenz des Sauerstoffgehaltes (avDO$_2$) des Blutes, sowie der Sauerstoffaufnahme (VO$_2$) im hämorrhagischen Schock und nach Infusion einer Hämoglobinlösung im Vergleich mit einer Blutretransfusion

Im Ganzen hatte die avDO$_2$ einen dem Herzzeitvolumen reziproken Verlauf,
bei Steigerung der Durchblutung fiel die avDO$_2$ ab, bei verkleinertem Herzzeitvolumen nahm sie zu.

Die Sauerstoffaufnahme (VO$_2$) betrug vor dem Schock 4,33 ml/min kg Körpergewicht und fiel zu Beginn der Schockphase deutlich ab und lag auch noch
an deren Ende erheblich unter dem Normalwert. Nach Hämoglobininfusion und
nach Blut nahm die VO$_2$ wieder zu und lag nur noch gering unter dem Ausgangswert. Die Zunahme war nach Hämoglobin etwas geringer als nach Blut,
wenn auch die Unterschiede zum Kontrollwert nicht signifikant waren.

Tabelle 25. Verhalten des gesamten peripheren Widerstandes im hämorrhagischen Schock und nach Hämoglobininfusion,bzw. Blutretransfusion. Mittelwerte, Streuung und prozentuale Abweichung vom Ausgangswert

Ausgangswerte	Schockphase				Infusion	Minuten nach Infusionsbeginn			
Minuten $-45/-1'$	8-20	55-75'	110-130'	160-180'	35' -55'	$+45/65'$	$+70/+90'$	$+105/+130'$	$\div160/180'$
Hämoglobin									
$\bar{x}$ 24,1	19,08	20,42	16,67	16,0	6,2%ige	24,65	29,19	31,69	34,78
s 2,53	3,13	6,65	3,65	4,02	Hämoglo-	4,91	6,13	5,77	8,88
$s_{\bar{x}}$ 0,89	1,27	2,51	1,38	1,52	binlösung	2,00	2,16	2,04	3,14
% Abweichung vom Ausgangswert	-20%	-16%	-30%	-33%		+2%	+21%	+31%	+44%
(t-Test) p <	0,005	0,2	0,001	0,001		0,1	0,05	0,01	0,02
Blut									
$\bar{x}$ 29,4	25,0	24,8	18,7	28,8	Blutre- trans- fusion	33,3	36,8	37,6	32,0
% Abweichung vom Ausgangswert	-15%	-15%	-36%	-2%		+13%	+25%	+28%	+8%

Tabelle 26. Verhalten der Herzfrequenz im hämorrhagischen Schock und nach Hämoglobininfusion, bzw. Blutretransfusion.
Mittelwerte, Streuung und prozentuale Abweichung vom Ausgangswert

Ausgangswerte Minuten -45'/-1'	8-20'	Schockphase 55-75'	110-130'	160-180'	Infusion 35 -55'	Minuten nach Infusionsbeginn +45/65'	+70/+90'	+105/+130'	+160/180'
Hämoglobin									
$\bar{x}$ 105,1	96,4	128,4	145,5	150,3	6,2%ige	108,2	108	106,8	102,7
s ±20,1	23,0	28,2	29,3	21,9	Hämoglobin-	19,5	18,3	23,3	25,8
$s_{\bar{x}}$ ± 7,1	8,1	10,6	11,0	8,2	lösung	7,3	6,9	8,8	9,7
% Abweichung vom Ausgangswert	-8%	+21%	+38%	+43%		+3%	+3%	+1,5%	-2%
p <	0,05	0,05	0,02	0,02					
Blut									
$\bar{x}$ 104,5	89,2	112	133,5	149,7	Blutretransfusion	95,5	88	86,5	91,5
% Abweichung vom Ausgangswert	-15%	+7%	:27%	+43%		-8%	-15%	-17%	-12%

(t-Test für Paare)

Tabelle 27. Verhalten des Schlagvolumens im hämorrhagischen Schock und nach Hämoglobininfusion, bzw. Blutretransfusion. Mittelwerte, Streuung und prozentuale Abweichung vom Ausgangswert

	Ausgangswerte	Schockphase				Infusion	Minuten nach Infusionsbeginn			
Minuten	$-45'/-1'$	$8-20'$	$55-75'$	$110-130'$	$160-180'$	$35-55'$	$+45/-65'$	$+70/+90'$	$+105/+130'$	$+160/+180'$
Hämoglobin						6,2%ige				
$\bar{x}$	26,5	19,5	18,7	16,8	16,8	Hämo-	29,8	27,8	26,9	25,82
s $\pm$	1,7	1,!	5,!	6,2	3,5	globin-	4,7	4,49	4,3	4,6
$s_{\bar{x}}$ $\pm$	0,6	0,4	1,9	2,3	1,3	lösung	1,9	1,59	1,5	1,6
% vom Ausgangswert		-26%	-29%	-36%	-36%		+12%	+5%	+1,5%	-2%
(t-Test für Paare)										
P $<$		0,001	0,01	0,005	0,001		0,1	0,3		
Blut						Blut-				
$\bar{x}$	24,9	17,5	15,4	15,1	11,4	retrans-	24,5	24,6	24,9	27,3
						fusion				
% vom Ausgangswert		-29%	-38%	-39%	-54%		-1,5%	-1,5%	$\pm$ 0	+9%

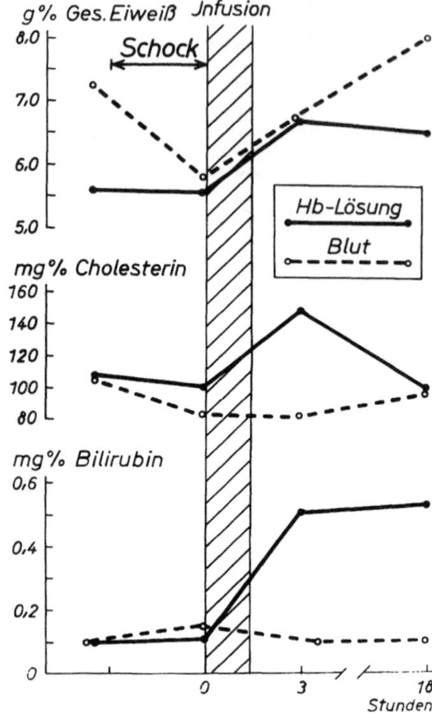

Abb. 13. Verhalten der mittleren Plasmaspiegel von Gesamteiweiß, Cholesterin und Bilirubin im hämorrhagischen Schock und nach Infusion einer stromafreien Hämoglobinlösung, bzw. nach einer Blutretransfusion

Verhalten von Plasmabestandteilen

Cholesterin, Gesamteiweiß und Bilirubin im hämorrhagischen Schock und nach Infusion einer Hämoglobinlösung, bzw. einer Blutretransfusion.

Der hämorrhagische Schockzustand hatte keinen wesentlichen Einfluß auf die untersuchten Werte (Tabelle 28 und Abb. 13). Lediglich das Gesamteiweiß fiel in der Blutreihe deutlich ab, während in der Hämoglobinreihe der relativ niedere Ausgangswert unverändert blieb. Nach Infusion der Hämoglobinlösung stiegen Gesamteiweiß, Cholesterin und Bilirubin im Plasma an. Der Anstieg des Gesamteiweißes trat auch bei Blut auf und ist durch die Infusion von Hämoglobin oder Blut erklärt. Bei Cholesterin und Bilirubin handelt es sich um eine Wirkung der Hämoglobinlösung, die auch bei den vorausgehenden Versuchen in Normovolämie beobachtet wurde. Weder nach Albumin, noch nach Blut war ein ähnlicher Anstieg zu verzeichnen.

Die leichte Zunahme des Bilirubins von 0,1 auf 0,5% war statistisch signifikant und bestand auch noch nach 18 Stunden, zu einem Zeitpunkt also, bei dem alles zugeführte Hämoglobin wieder aus dem Plasma verschwunden war. Hier scheint die Eliminationskapazität für Bilirubin eben überschritten worden zu sein, so daß ein Bilirubinanstieg im Plasma resultierte. Bei dem vorübergehenden Cholesterinanstieg - die Kontrolle am folgenden Tag ergab wieder normale Werte - konnte es sich nicht um einen Eindickungseffekt handeln, da der Hämatokrit signifikant abgefallen war und somit eine Blutverdünnung eingetreten war.

Tabelle 28. Verhalten der Plasmaspiegel von Cholesterin, Gesamt-Eiweiß und Bilirubin im hämorrhagischen Schock und nach Hämoglobininfusion, bzw. Blutretransfusion Mittelwerte ($\bar{x}$) und prozentuale Abweichung vom Ausgangswert

		Ausgangs-wert	Schock	nach 3 Std.	1 Tag nach Infusionsbeginn
1. Hämoglobin		n = 8	8	8	8
Cholesterin (mg%)	$\bar{x}$	107,5	$100,0^3$	$149,2^1$	$100,8^3$
Gesamt-Eiweiß (g%)	$\bar{x}$	5,61	$5,56^2$	$6,70^1$	$6,55^2$
Bilirubin (mg%)	$\bar{x}$	0,10	$0,11^2$	$0,51^1$	$0,53^1$
2. Blut					
Cholesterin (mg%)	$\bar{x}$	106	82	82	99,5
Gesamt-Eiweiß (g%)	$\bar{x}$	7,25	5,8	6,75	8,1
Bilirubin (mg%)	$\bar{x}$	0,1	0,15	0,1	0,1

[1] $p < 0,05 - 0,01$ (Wilcoxon)

[2] $p < 0,10$ (Wilcoxon)

[3] p nicht signifikant

Hämatokrit und Gesamt-Hämoglobin-Gehalt des Blutes

Die Ausgangswerte lagen mit 8 g% und 27% Hämatokrit relativ niedrig und entsprachen einer deutlichen Anämie. Hämatokrit und Gesamthämoglobin fielen im hämorrhagischen Schock nur leicht und insignifikant ab (Tabelle 29 und Abb. 14), es war somit innerhalb von 3 Stunden zu keiner wesentlichen Blutverdünnung durch Flüssigkeitseinstrom aus dem Interstitium gekommen. Dies läßt sich auch durch die nur wenig absinkenden Plasmaspiegel von Cholesterin und Gesamteiweiß belegen. Nach Infusion der Hämoglobinlösung waren der Hämatokrit um 31%, das Gesamthämoglobin um 33% gegenüber dem Ausgangswert erniedrigt, was zweifellos auf einen erheblichen Verdünnungseffekt durch die Infusion zurückzuführen ist. Nach Blut trat erwartungsgemäß keine wesentliche Änderung von Hämatokrit und Gesamthämoglobin auf, es kam weder zu einer Eindickung noch zu einer Verdünnung des Blutes.

Plasma-Hämoglobin-Gehalt, Prozentanteil Methämoglobin und Hämoglobin-Ausscheidung im Urin

Die durch Infusion einer Hämoglobinlösung erreichten Plasma-Hämoglobin- und Methämoglobinspiegel sind in Tabelle 30 zusammen mit der Hämoglobinkonzentration im Urin aufgeführt. Man erkennt, daß die Plasma-Hämoglobin-Konzentration im Mittel bei 2 g% lag und nach ca. 2 Stunden erst auf 1,5 g% abgefallen war. Dieser Abfall war deutlich langsamer als bei den Tieren ohne vorausgehenden Schockzustand, d.h. die Halbwertzeit war beim schockierten Tier höher als beim normalen (Abb. 14). Der relative Prozentanteil Methämoglobin schwankte sehr stark und lag im Mittel bei 16 - 10% des freien

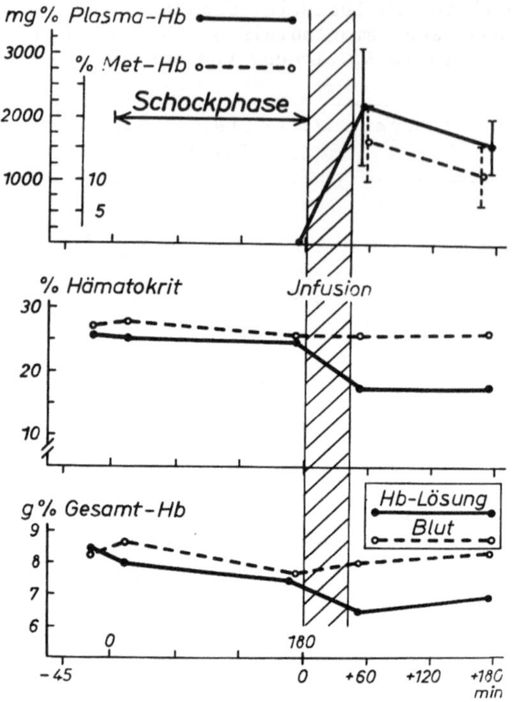

Abb. 14. Mittlere Plasma-Hämoglobinspiegel und Prozentanteil Methamoglobin nach Infusion einer Hb-Lösung. Der Abfall der mittleren Hämatokrit- und Gesamt-Hb-Werte zeigt den deutlichen Verdünnungseffekt der Hb-Lösung im Unterschied zu einer Bluttransfusion an

Plasma-Oxyhämoglobins[1]. Die im Urin ausgeschiedene Hämoglobinmenge der ersten drei Stunden nach Ende des Schocks war relativ gering. Sie betrug 1,1 g oder 2,86% der mittleren infundierten Hämoglobinmenge von 39,2g.

Ventilation und Säure-Basen-Status

Die endexpiratorische Kohlensäurekonzentration (CO_{2ee}) war während des Schockzustandes signifikant erniedrigt (Tabelle 31) und spricht für die im Schock bestehende erhöhte Totraumventilation als Folge der verminderten Lungendurchblutung (24).
Der stärkste Abfall war immer sofort nach einer arteriellen Blutung aufgetreten. Bei Erholung des Kreislaufs stieg auch die CO_{2ee} zusammen mit dem arteriellen Mitteldruck und dem Herzzeitvolumen wieder an, diente als zusätzliches Maß für die Effektivität der Kreislaufkompensation. Unmittelbar nach Infusion der Hämoglobinlösung kam es ebenso wie nach Bluttransfusion zu einer stark erhöhten CO_{2ee}, so daß vorübergehend eine höhere Ventilation am Beatmungsgerät eingestellt werden mußte. Das nach Infusion, bzw. Transfusion vermehrt in die Blutbahn gelangende CO_2 wurde auf diese Weise rasch abgeatmet, der arterielle PCO_2 blieb konstant. Aus Tabelle 8 ist weiterhin ersichtlich, daß auch während des Schocks der arterielle PCO_2 nur gering fiel und während des gesamten Versuchsablaufs praktisch unverändert eine leichte Hyperventilation bestand. Die auftretenden Schwankungen der verschiedenen Kreislaufparameter waren somit nicht durch PCO_2 Änderungen im Blute beeinflußt.

---

[1]Möglicherweise kamen die stark erhöhten Werte dadurch zustande, daß diese Proben meist erst nach einigen Tagen analysiert werden konnten.

Tabelle 29. Verhalten von Hämatokrit und Hämoglobin. Werte im Blutungsschock und nach anschließender Infusion einer Hämoglobinlösung im Vergleich mit Blutretransfusion. Mittelwerte $\bar{x}$ und Streuung $S_{\bar{x}}$ sowie prozentuale Veränderung

Beobachtungszeit in Minuten	Ausgangswerte −54/−1	Schockphase		nach Infusion	
		8/20	160/180	$+45/60'$	$+160/+180$
Hämatokrit (Vol%)	n = 8	7	7	7	7
1) Hämoglobininfusion $\bar{x}$	25,1	24,7	24,2	17,1	17,1
$s_{\bar{x}}$	± 0,7	0,7	0,6	1,7	0,5
% Abweichung vom Ausgangswert		−1,5%[2]	−3,5%[2]	−31%[1]	−31%[1]
2) Blutretransfusion $\bar{x}$	27	27,5	25,5	25,5	26
Gesamthämoglobin (g%)	n = 8	7	7	7	7
1) Hämoglobininfusion x	8,4	7,96	7,54	6,47	6,86
$s_{\bar{x}}$	0,64	0,43	0,28	0,56	0,25
% Abweichung vom Ausgangswert		−5%[2]	−10%[2]	−33%[1]	−18%[2]
2) Blutretransfusion $\bar{x}$	8,22	8,65	7,4	8,0	8,3

[1] p < 0,005 − 0,001 (t-Test für Paare)

2 nicht signifikant

Tabelle 30. Plasma- und Urin-Hb-Spiegel, sowie %Anteil an Methämoglobin nach hämorrhagischem Schock und Hb-Infusion. Mittelwerte und Streuung

Plasma (n = 8)	Hb mg%	davon Methb (n = 8) %
nach 10 Min.		
$\overline{X}$	2171	16,2
S	+ 906	+ 6,4
$S_{\overline{X}}$	+ 348	+ 2,2
nach 120 Min.		
$\overline{X}$	1546	10,8
S	+ 460	+ 5,3
$S_{\overline{X}}$	+ 176	+ 1,8
Urin-Hb (mg%) in Clearanceperiode III (180 Min.)		
$\overline{X}$	520	36
S	+ 232	+27
$S_{\overline{X}}$	+ 89	+10

Als repräsentativ für den Säure-Basen-Status sind in Tabelle 32 die Werte für Basenüberschuß und pH im arteriellen und venösen Mischblut zusammengestellt. Im Schock trat nur bei 5 von 8 Tieren eine metabolische Acidose auf, so daß die angegebenen Mittelwerte der ganzen Gruppe nur noch einer leichten Acidose entsprechen. Nach Infusion der Hämoglobinlösung wie auch nach Blutretransfusion nahm die metabolische Acidose besonders im venösen Mischblut noch etwas zu. Offenbar kam es infolge der Durchblutungssteigerung auch zu einem verstärkten Einstrom saurer (ACD-) Metaboliten ins Blut. Nach zwei Stunden war die Acidose wieder verschwunden, sowohl nach Hämoglobin als auch nach Blut.

Die pH-Werte im arteriellen und venösen Mischblut sind demgegenüber weniger abgefallen, nicht zuletzt infolge der gleichzeitig bestehenden leichten respiratorischen Alkalose, welche die metabolische Acidose in Bezug auf den pH teilweise neutralisierte. Ein signifikanter pH-Abfall ließ sich nur unmittelbar nach der Hämoglobininfusion im venösen Mischblut nachweisen und entsprach somit der oben erwähnten stärkeren metabolischen Acidose, infolge Ausschwemmung saurer Metaboliten aus dem Gewebe. Ca. 160 - 180 Minuten nach dem Schock hatten sich alle Veränderungen zurückgebildet.

Tabelle 31. Kohelsäuredrucke des arteriellen und venösen Mischblutes, sowie die endexpiratorische CO_2-Konzentration der Ausatemluft im hämorrhagischen Schock und nach Hämoglobininfusion, bzw. Blutretransfusion. Mittelwerte (x) unj Standardfehler des Mittelwertes ($s_{\bar{x}}$), sowie prozentuale Abweichung vom Ausgangswert

63

Minuten	Ausgangswerte −45/−1'		Schockphase 8−20		160−180'		nach Infusion +45/+55'		+160/180'	
PCO mm Hg	a	v	a	v	a	v	a	v	a	v
1) Hämoglobin	n = 8	8	8	8	8	8	7	7	7	7
$\bar{x}$	34,2	44	34,6	44,5	31,8	39,7	33,1	40,6	32,8	43,8
$s_{\bar{x}}$	± 0,9	± 2,4	± 2,2	± 4,4	± 1,2	± 2,4	± 1,1	± 1,2	± 0,9	± 1,2
% Abweichung vom Ausgangswert			+1%[2]		−7%[2]		−3%[2]		−4%[2]	
2) Blutretransfusion	31	35,9	27,5	33,6	28,2	37	28,7	35	31,4	36,9
% Abweichung vom Ausgangswert			−11%		−9%		−7%		+1%	

eeCO2Vol% (URAS)

	Ausgangswerte −45/−1'		Schockphase 8−20		160−180'		nach Infusion +45/+55'		+160/180'	
1) Hämoglobin	n = 8		n = 7		n = 7		n = 8		n = 7	
$\bar{x}$	4,0		3,4		3,5		3,75		3,7	
$s_{\bar{x}}$	± 0,1		± 0,13		± 0,1		± 0,1		± 0,1	
% Abweichung vom Ausgangswert			−15%[1]		−12%[1]		−6%[2]		+7%[2]	
2) Blutretransfusion	3,65		2,85		3,0		3,6		3,8	
% Abweichung vom Ausgangswert			−22%		−17%		−1%		+4%	

[1] p < 0,05 − 0,005 (t−Test für Paare)

2 nicht signifikant

Tabelle 32. Verhalten von Basenüberschuß und pH des arteriellen und venösen Mischblutes im hämorrhagischen Schock und nach Hämoglobininfusion, bzw. Blutretransfusion. Mittelwerte ($\bar{x}$) und Standardfehler des Mittelwertes ($s_{\bar{x}}$), sowie Signifikanz (t-Test für Paare)

Minuten	Ausgangswerte $-45/-1'$		Schockphase $8-20'$		$160-180'$		nach Infusion $+45/+55'$		$+160/+180'$	
Basenüberschuß (mval/l)	a	v	a	v	a	v	a	v	a	v
	n = 8	8	8	8	8	8	8	8	8	8
1) Hämoglobin										
$\bar{x}$	1,7	2,4	−0,18	−0,7	−3,6	−3,7	−3,3	−3,9	−0,7	+0,3
$s_{\bar{x}}$	±0,9	±0,9	±1,2	±1,3	±2,2	±1,8	±2,1	±2,1	±1,5	±1,5
p			0,2	0,05	0,05	0,025	0,02	0,02	n.s.	n.s.
2) Blutretransfusion	+1,15	−1,3	−4,1	−3,9	−5,0	−5,5	−6,2	−7,0	−1,6	−2,1
pH	a	v	a	v	a	v	a	v	a	v
	n = 8	8	7	7	8	8	8	8	8	8
1) Hämoglobin										
$\bar{x}$	7,474	7,40	7,438	7,36	7,405	7,333	7,407	7,375	7,475	7,377
$s_{\bar{x}}$	±0,017	±0,026	±0,034	±0,03	±0,032	±0,04	±0,029	±0,021	±0,027	±0,024
p			n.s.	n.s.	0,10	n.s.	0,10	0,05	n.s.	n.s.
2) Blutretransfusion	7,495	7,455	7,465	7,390	7,415	7,335	7,375	7,320	7,445	7,384

Tabelle 33. Arterio-venöse Differenz des Sauerstoffgehalts ($avDO_2$) und Sauerstoffaufnahme (VO_2) im hämorrhagischen Schock und nach Hämoglobininfusion, bzw. Blutretransfusion. Mittelwerte $\bar{x}$, Standardfehler ($s_{\bar{x}}$) des Mittelwertes und prozentuale Abweichung vom Ausgangswert

Beobachtungszeit in Minuten		Ausgangswerte -45/-1	Schockphase		nach Infusion	
			8/20	160/180	+45/+65	+160/+180
$avDO_2$ (Vol%)	n	8	6	7	8	8
1) Hämoglobin-infusion	$\bar{x}$	4,29	5,31	3,72	3,47	3,94
	$s_{\bar{x}}$	±0,64	±0,67	±0,40	±0,45	±0,27
prozentuale Abweichung vom Ausgangswert			+23%[1]	-13%[3]	-19%[3]	-8%[3]
2) Blutretrans-fusion (n = 2)		3,18	4,05	3,62	2,80	2,93
prozentuale Abweichung vom Ausgangswert					-8%	
VO_2 (ml/min · kg)	n = 8		6	7	8	8
1) Hämoglobin-infusion	$\bar{x}$	4,33	3,78	3,32	3,91	3,68
	$s_{\bar{x}}$	±0,64	±0,58	±0,29	±0,54	±0,31
prozentuale Abweichung vom Ausgangswert			-12%[2]	-23%[3]	-9%[3]	-15%[3]
2) Blutretrans-fusion (n = 2)	$\bar{x}$	3,25	1,93	2,45	3,10	3,0
prozentuale Abweichung vom Ausgangswert			-40%	-24%	-4%	-7%

[1] $p < 0,05$ (t-Test für Paare)

[2] $p < 0,10$

[3] p nicht signifikant

Auswirkungen eines hämorrhagischen Schockzustandes auf die Nierenfunktion
und deren Beeinflussung durch Infusion einer stromafreien Hämoglobinlösung
und einer Blutretransfusion

Verhalten der Plasmaspiegel von Kreatinin, Harnstoff und Harnsäure

Am Ende der 3 Stunden dauernden Schockperiode war ein signifikanter Anstieg
der untersuchten harnpflichtigen Substanzen im Plasma aufgetreten (Tabelle
34 und Abb. 15)

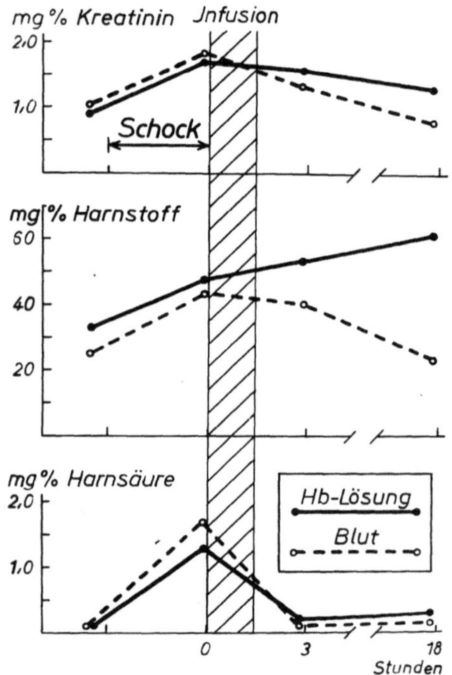

Abb. 15. Mittlere Plasmaspiegel
von Kreatinin, Harnstoff und
Harnsäure im hämrrhagischen Schock
und nach Infusion einer Hb-Lösung,
bzw. einer Blutretransfusion. Mit
Ausnahme des Harnstoffs kommt es
wieder zur Normalisierung der im
Schock erhöhten Werte

Dabei war die Harnsäure, die als Schockparameter angesehen wird, erwartungsgemäß am stärksten erhöht. Sie fiel nach Infusion, bzw. Transfusion
wieder auf die Ausgangswerte ab. Kreatinin und Harnstoff waren 3 Stunden
nach Beendigung des Schocks durch Infusion einer Hämoglobinlösung, bzw.
durch eine Blutretransfusion, noch leicht erhöht und hatten nach ca. 18
Stunden nur nach Blut die Ausgangswerte überschritten. Nach Hämoglobininfusion waren noch leicht erhöhte Werte zu beobachten. Möglicherweise zeigte sich in dieser diskreten Harnstoff- und Kreatininerhöhung am Tage nach
dem Versuch ein erster Hinweis dafür, daß die durch den hämorrhagischen
Schock geschädigte Niere eine Hämoglobininfusion nicht so gut tolerierte
wie ein gesundes Organ.

Tabelle 34. Verhalten der Plasmaspiegel von Kreatinin, Harnstoff und Harnsäure im hämorrhagischen Schock und nach Hämoglobininfusion, bzw. Blutretransfusion. Mittelwerte ($\bar{x}$) und Standardfehler des Mittelwertes ($s_{\bar{x}}$), sowie prozentuale Abweichung vom Ausgangswert

| | | Ausgangswert | Schock (3 Std.) | 3 Std. nach | 18 Std. 1 Tag nach |
				Infusionsbeginn	
a) Hämoglobinlösung					
(n = 8)		n = 8	6	8	7
Kreatinin (mg%)	$\bar{x}$	0,93	1,73	1,58	1,31
	$s_{\bar{x}}$	±0,07	±0,22		
	%		+86%[1]	+70%[1]	+40%[3]
		n = 8	6	8	6
Harnstoff (mg%)	$\bar{x}$	33,1	48,3	53,3	61,5
	$s_{\bar{x}}$	±2,0	+3,3	+4,8	+10,2
	%		+46%[1]	+61%[1]	+85%[2]
Harnsäure (mg%)		n = 8			
Harnsäure (mg%)	$\bar{x}$	0,36	1,30	0,18	0,30
	$s_{\bar{x}}$	±0,10	±0,42	±0,06	±0,06
	%		+360%[1]	-41%[3]	-16%[3]
b) Blutretransfusion					
(n = 2)					
Kreatinin (mg%)	$\bar{x}$	1,05	1,85	1,35	0,8
	%		+76%	+28%	-23%
Harnstoff (mg%)	$\bar{x}$	25	43,5	40,5	23
	%		+74%	+62%	-8%
Harnsäure (mg%)	$\bar{x}$	0,1	1,7	0,1	0,15
	%		±1600%	±0%	+50%

[1] $p < 0,05$ (t-Test für Paare)

3 nicht signifikant

[2] $p < 0,10$

ZENTRUM FUR C:...I·G:E
der Justus Liebig-Universität Giessen
ABTEILUNG FUR ANAESTHESIOLOGIE
63 Giessen, Klinikstraße 37

Urinausscheidung, endogene Kreatininclearance, osmolare Clearance und osmolarer Quotient $^U/\overline{P}$ (Tabelle 35 und Abb. 16)

Der hämorrhagische Schock führte zu einem erheblich eingeschränkten Urinfluß (-62%) und einer stark erniedrigten osmolaren Clearance (-67%). Die Kreatininclearance wurde im Schock nicht bestimmt. Nach Infusion der Hämoglobinlösung stiegen die Urinausscheidung um 180%, die osmolare Clearance um 26% über den jeweiligen Ausgangswert an, während der osmolare Quotient $^U/P$ um 49%, die Kreatininclearance im Mittel um 36% abgefallen war. Da auch nach Blutretransfusion der osmolare Quotient $^U/P$ und die Kreatininclearance abfielen, während die Urinausscheidung und osmolare Clearance einen erheblichen Anstieg aufwiesen, bestand kein wesentlicher Unterschied der Wirkung der beiden Testlösungen auf die Nierenfunktion im hämorrhagischen Schock.

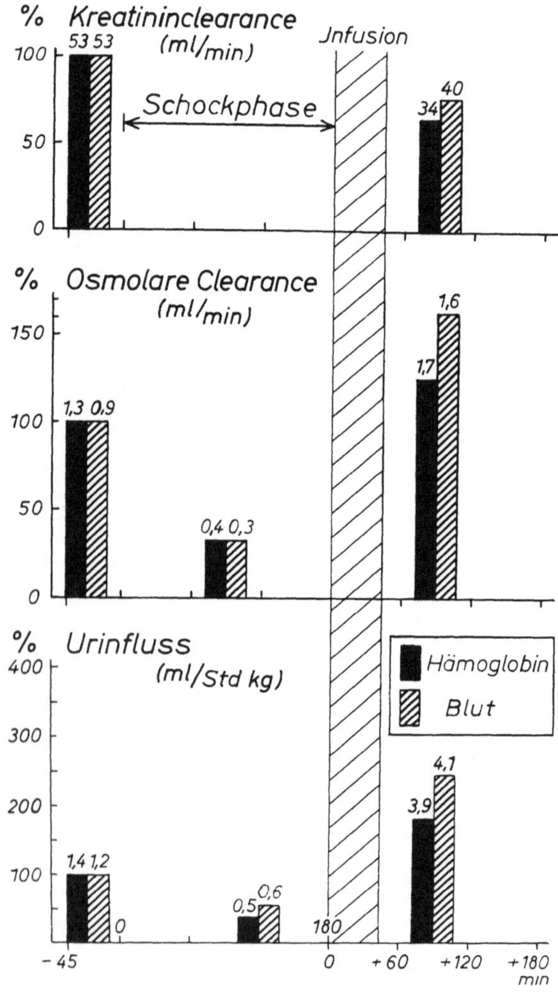

Abb. 16. Kreatinin- und osmolare Clearance sowie Urinausscheidung im hämorrhagischen Schock und nach Infusion der Hämoglobinlösung, bzw. nach Blutretransfusion. Mittelwerte in Prozent der Ausgangswerte. Die Zahlen auf den Säulen geben die Absolutwerte an

Tabelle 35. Urinausscheidung, endogene Kreatininclearance, osmolare Clearance und osmolarer Quotient U/P im hämorrhagischen Schock und nach Hämoglobininfusion, bzw. Blutretransfusion. Mittelwerte ($\bar{x}$), Standardfehler des Mittelwertes ($s_{\bar{x}}$) und prozentuale Abweichung vom Ausgangswert

	Ausgangswert Periode I	Schockphase II	nach Infusion III
Urinfluß (ml/kg/h) n = 7		7	7
1) Hämoglobin $\bar{x}$	1,39	0,53	3,89
$s_{\bar{x}}$	+0,35	±0,16	±1,59
% Abweichung vom Ausgangswert		-62%[1]	+180%[2]
2) Blutretransfusion $\bar{x}$	1,195	0,640	4,145
% Abweichung vom Ausgangswert		-46%	+246%
Kreatininclearance (ml/min) n = 7			n = 7
1) Hämoglobin $\bar{x}$	52,9	--	33,7
$s_{\bar{x}}$	+6,9	--	±8,6
% Abweichung vom Ausgangswert			-36%[1]
2) Blutretransfusion $\bar{x}$	53	--	40
% Abweichung vom Ausgangswert			-24%
osmolare Clearance (ml/min) n = 6	n = 6	n = 6	
1) Hämoglobin $\bar{x}$	1,36	0,44	1,73
$s_{\bar{x}}$	+0,25	±0,15	0,59
% Abweichung vom Ausgangswert		-67%[1]	+26%[3]
2) Blutretransfusion $\bar{x}$	0,976	0,318	1,603
% Abweichung vom Ausgangswert		-67%	+64%
U/P osmolarer Quotient n = 8		8	8
1) Hämoglobin $\bar{x}$ (n = 8)	2,28	1,82	1,16
% Abweichung vom Ausgangswert		-20%	-49%
Signifikanz (Wilcoxon)		n.s.	P 0,02
2) Blut (n = 2) $\bar{x}$	2,13	1,66	0,85
% Abweichung vom Ausgangswert		-21%	-60%

[1] $p < 0,05$ [2] $p < 0,10$ [3] $p > 0,10$ (t-Test für Paare)

Tabelle 36. Flüssigkeits- sowie Na^+, K^+, Ca^+-Zufuhr vor, während und nach einem hämorrhagischen Schock. Mittelwerte ($\bar{x}$) und Standardfehler ($s_{\bar{x}}$) des Mittelwertes

	Ausgangswert Periode I	Schockphase II	nach Infusion III
Infusionsmenge (ml/kg h)			
1) Hämoglobinlösung x	10,36	3,42	4,97
$s_{\bar{x}}$	±1,30	±0,38	±0,50
2) Blut $\bar{x}$	7,98	3,22	5,89
Na^+-Zufuhr (µval/kg h)			
1) Hämoglobinlösung $\bar{x}$	837	354	451
$s_{\bar{x}}$	±101	±32	±23
2) Blut $\bar{x}$	606	229	544
K^+-Zufuhr (µval/kg h)			
1) Hämoglobinlösung $\bar{x}$	28,4	10,7	17,3
$s_{\bar{x}}$	±3,5	±1,0	±1,9
2) Blut $\bar{x}$	20,5	7,2	17,8
Ca^+-Zufuhr (µval/kg h)			
1) Hämoglobinlösung $\bar{x}$	27,2	9,6	15,6
$s_{\bar{x}}$	±3,5	±0,9	±2,0
2) Blut $\bar{x}$	19,4	6,4	16,4

Elektrolytausscheidung und Beziehung zwischen Flüssigkeits- und Elektrolytein- und -ausfuhr

Die Ausscheidung von Na-, K- und Ca-Ionen wurde vorher (Periode I) und nach Infusion, bzw. Transfusion (Periode II) bestimmt (Tabelle 37). Es fand sich ein deutlicher prozentualer Anstieg der Na^+ und K^+ Exkretion im Urin, der infolge der sehr großen Schwankungsbreite der Einzelwerte statistisch nicht signifikant war. Die Ca^+ -Ausscheidung nahm nach Hämoglobinlösung leicht ab, nach Blut sehr stark zu, was allerdings bei Transfusion von ACD-Blut nicht ungewöhnlich ist.

In Abb. 17 (oberer Teil) ist die Beziehung zwischen Flüssigkeitszufuhr infolge Infusion einer Halbelektrolytlösung und Herzzeitvolumen-Bestimmung mittels Thermodilution einerseits und die Urinausscheidung andererseits dargestellt. Die durchgezogene 45 Grad-Linie markiert die Punkte gleicher Ein- und Ausfuhr. Man erkennt, daß in der Ausgangsperiode I trotz hoher Flüssigkeitszufuhr relativ wenig wieder ausgeschieden wurde, somit eine Flüssigkeitsretention bestand. Auf der unteren Hälfte der Abb. 17 ist die-

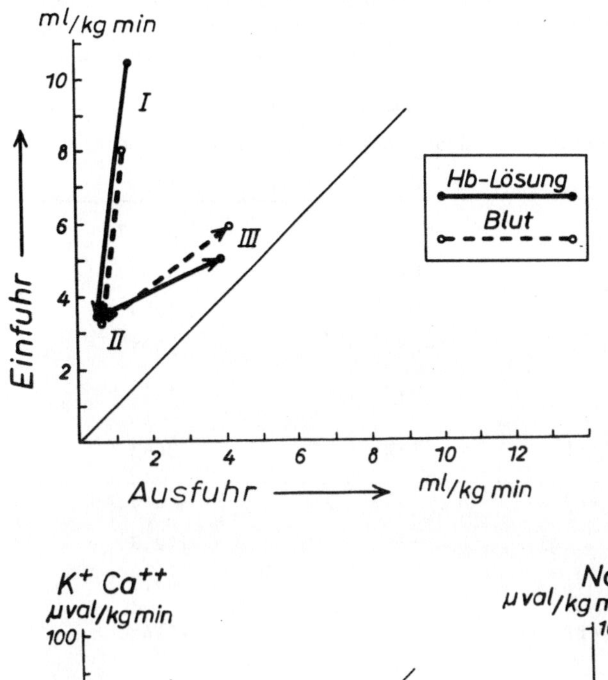

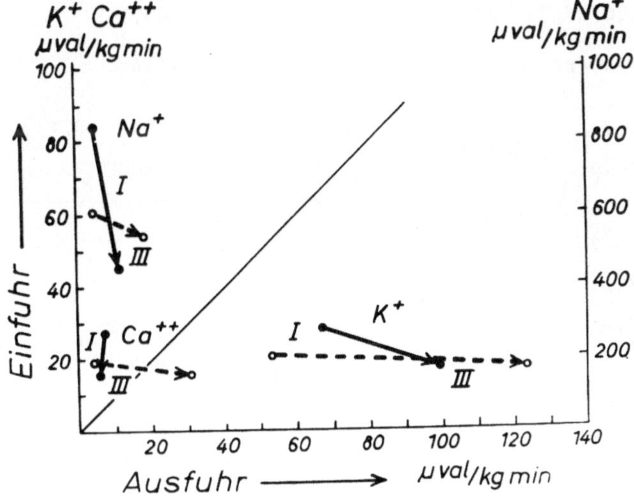

Abb. 17. Bilanz zwischen Flüssigkeits- und Elektrolytzufuhr und deren Ausscheidung vor (Periode I) und während eines hämorrhagischen Schocks (II), sowie nach Infusion einer Hb-Lösung, bzw. einer Blutretransfusion (III)

selbe Beziehung auch für die Elektrolyte aufgezeichnet. Sie zeigt, daß in Periode I mit der Flüssigkeitsretention auch eine Na^+-Retention einherging. K^+ dagegen wurde stärker ausgeschieden als zugeführt, und zwar schon in Periode I und besonders in Periode III. Während der Schockphase (Periode II) liegen alle Werte relativ niedrig, doch bestand auch hier eine Flüssigkeitsretention. Erst in Periode III besteht eine Annäherung an die 45 Grad Linie, was bedeutet, daß sich Einfuhr und Ausfuhr weniger bei Na^+ als bei der Gesamtflüssigkeit ungefähr die Waage halten. Diese Veränderungen waren nach Blut und nach Hämoglobin praktisch dieselben, lediglich die Ca^{++} -Ausscheidung nahm nach Blut erheblich zu, was in Abb. 17 in einem Überschreiten der 45⁰-Linie zum Ausdruck kommt.

Tabelle 37. Urin- und Na^+, K^+, Ca^{++} -Ausscheidung nach einem hämorrhagischen Schock und Hämoglobin-Infusion, bzw. Blutretransfusion. Mittelwerte ($\bar{x}$), Standardfehler des Mittelwertes ($s_{\bar{x}}$) sowie prozentuale Abweichung vom Ausgangswert

	Ausgangswert I	Schockphase II	nach Infusion III
Urinfluß ml/kg/h	n = 7	n = 7	n = 7
1) Hämoglobin-fusion $\quad \bar{x}$	1,39	0,53	3,89
$s_{\bar{x}}$	$\pm0,35$	$\pm0,16$	$\pm1,59$
% Abweichung vom Ausgangswert		-62%[1]	$+280\%$[2]
2) Blutretrans-fusion (n = 2) $\quad \bar{x}$	1,19	0,64	4,14
% Abweichung vom Ausgangswert		-46%	$+346\%$
Na^+ -Exkretion (µval/kg/h) n = 7			n = 7
1) Hämoglobin-infusion $\quad \bar{x}$	46,1	--	112,7
$s_{\bar{x}}$	$\pm23,0$	--	$\pm43,3$
% Abweichung vom Ausgangswert			$+244\%$[2]
2) Blutretrans-fusion (n = 2) $\quad \bar{x}$	44,7	--	179
% Abweichung vom Ausgangswert			$+ 400\%$
K^+ -Exkretion (µval/kg/h) n = 7			n = 7
1) Hämoglobin $\quad \bar{x}$	67,5	--	99,0
$s_{\bar{x}}$	$\pm17,0$	--	$\pm45,9$
% vom Ausgangswert			$+ 46\%$[2]
2) Blutretrans-fusion (n = 2) $\quad \bar{x}$	52,9	--	123
% Abweichung vom Ausgangswert			$+232\%$
Ca^{++}-Ausscheidung (µval/kg/h)			n = 7
1) Hämoglobin (n = 7) $\quad \bar{x}$	6,8	--	5,8
$s_{\bar{x}}$	$\pm2,6$		$\pm2,2$
% Abweichung vom Ausgangswert			-14%[2]
2) Blutretrans-fusion (n = 2) $\quad \bar{x}$	4,8	--	30,7
% Abweichung vom Ausgangswert			$+640\%$

[1] $p < 0,01$ (t-Test)   [2] $p > 0,10$ (t-Test für Paare)

Zusammenfassend läßt sich feststellen, daß die Flüssigkeits- und Elektrolytausscheidung bei ungefähr gleicher Zufuhr nach Infusion einer Hämoglobinlösung im hämorrhagischen Schock denselben Verlauf zeigte wie nach einer
Blutretransfusion.

Besprechung der Ergebnisse

Die hohe Mortalität geht der Schwere des Schocks parallel, da nur die beiden Tiere mit dem geringsten Blutverlust überlebten. Bei den übrigen Tieren, die nach 2 - 6 Tagen ad exitum kamen, war der Erythrocytenverlust
wohl zu groß gewesen, als daß eine ausreichende Kompensation nach Elimination des Hämoglobins von 12 - 17 Stunden kurzfristig möglich gewesen wäre.
Es bestand keine eindeutige Korrelation der Mortalität zum Grad der während
des Schocks entwickelten metabolischen Acidose, da 1 Tier praktisch nicht
acidotisch gewesen war und nach 1 Woche verendete. Allerdings wurden Tiere
unterschiedlichen Allgemeinzustandes verwandt, die außer der bestehenden
Anämie teilweise auch in ihrem Aspekt nicht besonders robust erschienen.
Die Schwere des Schockzustandes ist schwierig abzuschätzen, auch die metabolische Acidose scheint kein sehr genauer Vergleichsmaßstab zu sein. Bei
VINEYARD (96) starben 50% der Tiere nach Dextran, trotz eines kürzeren und
leichteren Schocks, nach Plasma nur 10% der Tiere.

Hämodynamik, Säure-Basen-Status und Sauerstoffaufnahme

Die Ursache eines hämorrhagischen Schocks ist der Verlust einer größeren
Blutmenge, die z.B. beim Menschen mindestens 25-30% des zirkulierenden Blutvolumens betragen muß, ehe der arterielle Mitteldruck abzusinken beginnt.
(23b, 35). Dieser Volumenverlust hat ganz bestimmte Wirkungen auf die Herz-
und Kreislauffunktion und damit auf die Sauerstoffversorgung des Gewebes.
Jede therapeutische Maßnahme, die auf die Korrektur aller Folgeerscheinun-
gen eines hämorrhagischen Schocks ausgerichtet ist, muß nicht nur das verlorene Volumen quantitativ ersetzen, sondern auch eine verbesserte Sauerstoffversorgung des Gewebes erreichen. Eine leichte Blutung führt infolge
Sympathicusstimulation (26) zur Steigerung der Herzfrequenz und der Kontrak-
tionskrraft des Herzens, so daß die Gesamtdurchblutung nicht absinkt (36).
Nach einer schweren Blutung ist der venöse Rückstrom erniedrigt, was zu
einer verminderten ventrikulären Füllung, und damit zum Abfall des Herzzeitvolumens und des arteriellen Drucks führt (30a). Die resultierende Minder-
durchblutung der Peripherie bedeutet Sauerstoff-Mangel und Umschlagen des
normalerweise aeroben Stoffwechsels in die anaerobe Phase mit nachfolgender Laktatacidose (21).

Bei der Wirkung einer Blutung auf die Hämodynamik ist eine deutliche Speziesdifferenz zu beachten. So kommt es beim Kaninchen zu einem starken Abfall des Herzzeitvolumens bei nur geringer Abnahme des arteriellen Drucks,
während beim Hund Herzzeitvolumen und Druck in ungefähr gleicher Weise ab-
nehmen (36). Bei unseren Versuchen am Schwein fiel neben der Drucksenkung
eine erhebliche Widerstandverminderung auf, während das Herzzeitvolumen
weniger stark abfiel.

Mit Hilfe des peripheren Widerstandes, der Tonizität der Arteriolen, wird
die gesamte wie die regionale Durchblutung reguliert. Im Schock findet eine
Umverteilung des Blutflusses zugunsten der vitalen Organe statt, wobei der
Widerstand im Gehirn-, Coronar- und Leberkreislauf absinkt und dadurch
einen relativ hohen flow ermöglicht, während in Haut, Niere, Milz und Lun-

ge ein erhöhter Widerstand die Durchblutung drosselt (36). Durch diese Maßnahmen wird ein Notkreislauf in Anpassung an das verkleinerte Blutvolumen aufrechterhalten. Der gesamte periphere Widerstand ist die Resultante der einzelnen Regionalwiderstände und kann somit erhöht, unverändert oder erniedrigt sein.

So stellt nach Untersuchungen von PRICE (69) beim Menschen die Splanchnicuszirkulation eine wichtige Blutvolumenreserve dar, die ohne Änderung des Gefäßwiderstands allein durch aktive Venokonstriktion entleert werden kann, während beim Hund bekanntlich die Milz als Blutreservoir fungiert. Speziesdifferenzen bestehen auch nach Blutretransfusion im Anschluß an einen hämorrhagischen Schock. ABEL und Mitarb. fanden bei Affen nach Blutretransfusion keinen überhöhten Druckanstieg in der V. portae und keine Zunahme der Durchblutung im Splanchnicusgebiet im Gegensatz zu den Befunden am Hund (1).

Die Kompensationsmechanismen im Schock sind reflektorisch gesteuert und haben den Zweck, das verlorene Volumen wieder zu gewinnen. Dies ist auf zwei Wegen möglich, nämlich durch Mobilisierung der extracellulären Flüssigkeit und durch Herabsetzen oder Einstellen der renalen Exkretion (23b). Diese nur langsam wirksam werdenden Mechanismen sind bei einem großen Volumenverlust inadäquat, da insbesondere der Erythrocytenersatz kurzfristig überhaupt nicht möglich ist. Daher wird im schweren Schock die Sauerstoffversorgung bald insuffizient. Die einhergehende Katecholamin-Ausschüttung (21) kann exzessive Formen annehmen und eine zusätzliche Störung der Durchblutung durch Erhöhung des Widerstands und durch Mikrothrombenbildung verursachen (33). Dies läßt die Gewebsacidose und die Sauerstoffschuld weiter zunehmen, was eine zusätzliche Kreislaufdepression bewirkt und einen circulus vitiosus entstehen läßt, der nach Überschreiten einer bestimmten Sauerstoffschuld — beim Hund 140 ml/kg Körpergewicht (20b) — auch durch eine Bluttransfusion nicht mehr durchbrochen werden kann.

Die Therapie im hämorrhagischen Schock kann nur dann erfolgreich sein, wenn sie kausal wirkt und das verlorene Blut quantitativ und qualitativ ersetzt, so daß die bestehende Sauerstoffschuld ausgeglichen werden kann. Demnach wäre eine Bluttransfusion das therapeutische Mittel der Wahl im hämorrhagischen Schock. Aus rheologischen Gründen trifft dies jedoch nur bedingt zu, da im Schockzustand die Senkung der Blutviskosität von Wichtigkeit ist und zur Verbesserung der Mikrozirkulation beiträgt (9). Darauf beruht die günstige Wirkung niedermolekularen Dextrans, das die Sauerstoffaufnahme verbessern kann, ohne selbst als Sauerstoffträger zu fungieren (29). Dieselbe Wirkung ist auch mit Gelatine-Infusion oder Serum-Albumin zu erzielen, solange die Blutverdünnung ein bestimmtes Maß nicht überschreitet. Welche Grade der Hämodilution der Organismus noch toleriert, ist nicht genau bekannt. Im allgemeinen gelten bei akutem Blutverlust und Volumenersatz durch Plasmaexpander Hämatokritwerte zwischen 25 und 30% als unterste Grenze der Überlebensfähigkeit. Bei Hunden wurden in Einzelfällen eine Blutverdünnung bis 2,8 g% Hämoglobin überlebt, wenn gleichzeitig eine Volumensubstitution mit Macrodex durchgeführt wurde (57, 88).

Die Grenzen des Blutersatzes durch Plasmaexpander zeigten die Versuche von SCHMIER (1965), der durch Erythrocytenentzug bis 1/3 des Hämoglobingehalts und Volumenersatz durch Plasma, Dextran und Haemacel trotz unverändertem Blutdruck nach 7 - 10 Stunden einen normovolämischen irreversiblen Schock erzeugen konnte (76). Alle Tiere starben unter den Zeichen des Myokardschadens infolge Sauerstoffmangel. Diese Versuche zeigten, daß auch ein normaler Blutdruck nicht gegen die Entwicklung eines Schocks spricht, und daß der Sauerstoffmangel die entscheidende Ursache für die Verschlechterung des Schockzustandes darstellt.

Die Therapie des hämorrhagischen Schocks erfordert sowohl Ersatz des verlorenen Volumens als auch der verlorenen Sauerstoffträgerkapazität. Blut kann
die pathologisch erhöhte Viskosität nur wenig beeinflussen und daher die Dy-
namik der Mikrozirkulation nicht schnell verbessern und ist nicht universell
verfügbar. Plasmaexpander haben zwar einen günstigen Einfluß auf die Störung
der Hämodynamik, können jedoch keinen Sauerstoff transportieren. Sie sind in
Ihrer Wirkung auf eine ausreichende Menge vorhandener Erythrocyten angewiesen. Zudem verschieben sie die Sauerstoff-Dissoziationskurve des Blutes
nach links, ein für die Sauerstoffabgabe im Gewebe ungünstiger Effekt (<u>7b</u>).
Bekanntlich kommt es bei der chronischen Anämie zur Rechtsverlagerung der
Sauerstoff-Dissoziationskurve, wodurch die Ausschöpfbarkeit des Hämoglobins
für Sauerstoff erheblich verbessert wird, so daß auch extreme Hämodilutio-
nen toleriert werden können (<u>72a,b</u>). Dieser Effekt beruht größtenteils auf
einem erhöhten 2,3-DPG Spiegel im Erythrocyten und spielt beim akuten Blutverlust keine Rolle.

Die Linksverlagerung der Dissoziationskurve durch Plasmaexpander begrenzt
die Anwendung dieser Mittel in größerem Umfange, da die Verbesserung der
Hämodynamik allein die Sauerstoffversorgung des Gewebes noch nicht sicher-
stellt. Andererseits werden gerade durch die Steigerung der Durchblutung
nach Infusion von Plasmaexpandern große Anforderungen an das Herz gestellt,
dessen Leistungsfähigkeit infolge des vorangehenden Sauerstoffmangels ein-
geschränkt ist. Man darf nicht vergessen, daß die extremen Grade der Hämodilution, die von Versuchstieren im Einzelfall überlebt werden können, auch
mit sehr hohen Herzzeitvolumina einhergehen, die ein vorgeschädigtes Herz
nicht leisten könnte.

Eine optimale Therapie im hämorrhagischen Schock wäre eine Infusionslösung,
die sowohl die Hämodynamik verbessert als auch die Sauerstoff-Transportkapazität erhöht. Die von uns untersuchte stromafreie Hämoglobinlösung ver-
spricht diese Bedingungen zu erfüllen. Sie kann die Viskosität einer Ery-
throcytensuspension senken und die Sauerstoff-Transportkapazität erhöhen
(<u>93</u>). RABINER und Mitarb. (1969, 1970) konnten in ersten Versuchen an Hunden nachweisen, daß eine stromafreie Hämoglobinlösung keine nachteiligen
Folgen auf die Nierenfunktion hat. Anhand von Austauschtransfusionen wie-
sen sie deren Sauerstofftransport- und Sauerstoffabgabefähigkeit nach. Die
Bedeutung unserer Versuche im hämorrhagischen Schock liegt in der Tatsache,
daß die Hämoglobinlösung den darniederliegenden Kreislauf schneller und
besser normalisiert als eine Blutretransfusion. Insbesondere der prompte
und langdauernde Blutdruckanstieg über den Ausgangswert vor Beginn des
Schocks garantiert den raschen Eintritt der Diurese. Der Anstieg des Herzzeitvolumens über den Kontrollwert hängt mit der am Abfall des Hämatokrits
erkennbaren Blutverdünnung zusammen. Die entstehende Erythrocytenverdünnung
trägt zur Verbesserung der Mikrozirkulation bei, während der Anstieg des
Hämoglobinspiegels im Plasma das Sauerstoffangebot gleichzeitig erhöht.
Von den übrigen hämodynamischen Parametern kehren Herzfrequenz und Schlagvolumen in ähnlicher Weise zum Ausgangswert zurück, ob nun Blut oder eine
Hämoglobinlösung infundiert wurde. Der periphere Widerstand dagegen steigt
nach Blutretransfusion während der ersten 90 Minuten über den Ausgangswert
hinaus an, während er sich nach der Hämoglobinlösung normalisiert und nach
Ablauf von 2 - 3 Stunden anzusteigen beginnt. Wir möchten dies so deuten,
daß nach Blut infolge Viscositätssteigerung zunächst noch ungünstige rheo-
logische Bedingungen bestehen, was eine Widerstanderhöhung verursacht, und
erst nach einiger Zeit normale Verhältnisse eintreten. Nach Hämoglobinlösung werden günstige Strömungsbedingungen geschaffen, die hämodynamischen
Größen einschließlich des peripheren Widerstandes kehren sofort zur Norm
zurück, beginnen sich jedoch nach Ablauf von 2 - 3 Stunden wieder zu verän-
dern, da die Hämoglobinlösung nach dieser Zeit wieder langsam aus der Blutbahn eliminiert wird. Wegen der relativ kurzen Halbwertzeit von 3 - 4 Stun-

den kann die Hämoglobinlösung keine endgültige Therapie darstellen, wie
das nach Bluttransfusion der Fall ist, sondern erfordert eine zusätzliche
Blutzufuhr, spätestens nach 4 - 5 Stunden. Daß die Hämoglobinlösung aber
bei der Erstbehandlung des hämorrhagischen Schocks eine entscheidende Bedeutung erlangen kann, zeigte sich nicht nur in der Normalisierung des
Kreislaufs, sondern auch im Verschwinden der übrigen Schockparameter im
Blute, nämlich des erhöhten Harnsäurespiegels, in dem Ausgleich der metabolischen Acidose sowie dem Anstieg der Sauerstoffaufnahme. Letztere Parameter normalisierten sich erwartungsgemäß auch nach Bluttransfusion.

In den vorliegenden Versuchen konnte gezeigt werden, daß eine stromafreie
Hämoglobinlösung die schockbedingten Störungen der Hämodynamik des Säure-
Basen-Status und der Sauerstoffaufnahme ebensogut und teilweise sogar besser zu normalisieren vermag als eine Blutretransfusion. Gegenüber den üblichen Plasmaexpandern stellt sie bei ähnlichem Volumeneffekt eine Sauerstoffträgerlösung dar und gewährleistet daher bei der Erstbehandlung eine
bessere Versorgung des Gewebes mit Sauerstoff.

Diskussion der Nierenwirkung einer Hämoglobinlösung im hämorrhagischen
Schock im Vergleich mit einer Blutretransfusion

Die leicht erhöhten Plasmaspiegel von Kreatinin und Harnstoff am Ende der
hämorrhagischen Schockperiode deuten auf eine erhebliche Einschränkung der
Nierenfunktion hin, da erst bei Abfall des Glomerulumfiltrats um 2/3 des
Normalwerts Harnstoff und Kreatinin im Serum ansteigen. Im Schock ist die
Nierendurchblutung um mindestens 50% herabgesetzt (SELKURT, KLÜTSCH), wobei
hauptsächlich die Nierenrindendurchblutung betroffen ist, während die Perfusion der Markzone relativ unverändert bleibt (46b, 80a). Die Autoregulation des Nierenkreislaufs ist nur in einem bestimmten Druckbereich wirksam
und kann Glomerulumfiltrat und proximale Tubulusfunktion konstant und unab-
hängig vom Systemdruck halten. Im Schock kommt es jedoch zu einer starken
Einschränkung des Glomerulumfiltrats, zum Abfall des Urinvolumens, der osmolaren Clearance und des Quotienten Urinosmolarität zu Plasmaosmolarität
(^{U}/P) (80b, 90a). Gleichzeitig besteht infolge der Hypovolämie eine erhöhte
Sekretion von Aldosteron (85) und von antidiuretischem Hormon (82), die zu
einer zusätzlichen Flüssigkeits- und Elektrolytretention führen. Eine gesteigerte Katecholaminausschüttung (21), eine direkte Folge der metabolischen
Acidose, verstärkt oder verursacht die Störungen der intrarenalen Hämodynamik und die einhergehende Thrombocytenaggregation und Mikrothrombenbildung,
die schließlich zur sogenannten Schockniere führen (79, 91). Die Schockniere
mit Fibrinniederschlägen in den Nierenkapillaren ist ein Endstadium, das nur
noch durch erheblich gesteigerte endogene oder exogene Fibrinolyse und meist
nur teilweise reversibel ist.

Die bei unseren Versuchen aufgetretenen Funktionsstörungen waren sowohl nach
Blut-, als auch nach Hämoglobininfusion größtenteils reversibel, Kreatininclearance und der Quotient ^{U}/P blieben jedoch in der unmittelbar auf den
Schock folgenden Clearanceperiode III gegenüber den Ausgangswerten noch
leicht erniedrigt. Nach SELKURT (80b), der dieselben Veränderungen bei Affen
nach einem hämorrhagischen Schock festgestellt hatte, handelt es sich hierbei um eine Sekretionsstörung für Kreatinin und um einen Verlust der Konzen-
trierfähigkeit infolge hypoxämischer Schädigung der Nierentubuli. Die gleichzeitig bestehende erhöhte ADH-Sekretion kann einerseits infolge dieser Schädigung nicht mehr zu einer Wasserretention führen, andererseits bewirkt auch
die Druckerhöhung im linken Vorhof infolge Hämoglobininfusion, bzw. Blutretransfusion, über den Gauer-Henry-Reflex eine Diuresesteigerung.

Die von uns gefundene leichte Zunahme der Elektrolytausscheidung geht parallel dem Anstieg des Urinvolumens, ist aber nicht signifikant. Eine erhöhte Na^+-Ausscheidung-der verminderte Quotient U/P spricht in diesem Sinne - wäre infolge einer hypoxämischen Tubulusschädigung am ehesten zu erwarten. Die Na^+-Rückresorptiom im Tubulus der Niere verbraucht den meisten Sauerstoff und ist auf Sauerstoffmangel empfindlich, wobei es sich nicht um eine morphologische Veränderung, sondern um eine Reduktion des energetischen Potentials handelt (79). Auf dieser Teilfunktion der Niere beruht der Thureau-Mechanismus zur Autoregulation der Nierendurchblutung: bei herabgesetzter Na^+-Rückresorption und somit erhöhter intraluminaler Na^+-Konzentration bewirken die juxtaglomerulären Zellen mit Hilfe vermehrter Angiotensin-II-Bildung eine Verengung der präglomerulären Arteriolen und ein Absinken des Glomerulumfiltrats (90b). Durch die Konstriktion der präglomerulären Arteriolen steigt der renale Kreislaufwiderstand und die Durchblutung sinkt ab.

Die schockbedingten Störungen der Nierenfunktion haben sich bei unseren Untersuchungen nach Anwendung von Blut oder der Hämoglobinlösung in gleicher Weise leicht gebessert, waren jedoch unmittelbar im Anschluß an den Schock noch nicht ganz verschwunden. Bei der Kontrolle am nächsten Vormittag, etwa 18 Stunden nach Schockende, ließen sich in der Hämoglobingruppe, nicht jedoch nach Blut, noch leicht erhöhte Harnstoff und Kreatininwerte im Plasma nachweisen. Es muß somit noch eine leichte Nierenfunktionsstörung bestanden haben. In wieweit eine Aktivierung der Gerinnungsprozesse oder eine verzögerte Fibrinolyse (79) dabei eine Rolle gespielt haben, bedarf noch der Klärung. Wegen der aus technischen Gründen erforderlichen Heparinisierung werden Gerinnungsprozesse bei derartigen Schockversuchen in der Regel nicht beobachtet. Auch wir haben eine leichte Heparinisierung durchführen müssen, jedoch nur der Infusions- und Spülflüssigkeit Heparin zugesetzt, so daß es möglicherweise nicht zu einer so vollständigen Gerinnungshemmung kam, wie wenn die Tiere Heparin intravenös erhalten. Es wäre in einer weiteren Versuchsreihe abzuklären, ob die in der Hämoglobingruppe länger als nach Blut bestehende geringe Nierenfunktionsstörung ihre Ursache in einem Schockprozess findet oder auf die Hämoglobinlösung zurückgeführt werden muß.

Zusammenfassend läßt sich jedenfalls feststellen, daß die Wirkung einer stromafreien Hämoglobinlösung im hämorrhagischen Schock auf die Nierenfunktion im wesentlichen derjenigen einer Blutretransfusion entspricht. Die unmittelbar nach der Schockphase feststellbare Einschränkung einiger Teilfunktionen der Niere lassen sich durch das Schockgeschehen erklären.

Zusammenfassung

An insgesamt 31 Zwergschweinen wurde die Wirkung einer stromafreien Hämoglobinlösung auf die wichtigsten Kreislaufgrößen, die gesamte Sauerstoffaufnahme und mehrere Parameter der Nierenfunktion untersucht. Das Ziel der Arbeit war, die Möglichkeiten einer therapeutischen Verwendung von Hämoglobinlösungen als Blutersatz zu erforschen. Im Gegensatz zu den üblichen Plasmaexpandern besitzt das Hämoglobin bekanntlich ein hohes Sauerstoffbindungs- und Sauerstofftransportvermögen. Das Molekulargewicht des Hämoglobins (68 000) entspricht etwa demjenigen des Albumins, beide besitzen ähnliche Plasmaexpandereigenschaften. Da in einer Hämoglobinlösung die an die Erythrocyten gebundenen Blutgruppeneigenschaften entfallen, wäre diese ohne Kreuzprobe universell anwendbar. Die Übertragung einer Virushepatitis kann durch entsprechende Vorbehandlung mit ähnlichen Mitteln wie bei den Serumkonserven verhindert werden.

Es hat sich gezeigt, daß stromafreie Hämoglobinlösungen eine ausgeprägte
Kreislaufwirkung besitzen, die im hämorrhagischen Schock von Vorteil ist.
Die Sauerstofftransport- und Sauerstoffabgabefunktion konnte durch die
Bestimmung einer arterio-venösen Differenz des Sauerstoffgehalts des Plas-
mas nachgewiesen werden. Die Nierenfunktion schließlich wurde durch die
Infusion einer stromafreien Hämoglobinlösung nicht nachteilig beeinflußt.

Die Ergebnisse der sowohl in Normovolämie als auch im hämorrhagischen
Schock durchgeführten Untersuchungen waren im Einzelnen wie folgt:
Beim wachen, normovolämischen Zwergschwein verursachte die Infusion der
Hämoglobinlösung eine Steigerung der Diurese bei unveränderter Kreatininclearance, somit bestand kein Anhalt für eine wesentliche Einschränkung
der Nierenfunktion. Die Elimination erfolgte relativ rasch, die Halbwertzeit des infundierten Hämoglobin betrug etwa 2 1/2 Stunden.

Beim narkotisierten, normovolämischen Zwergschwein wurde außer der Nierenfunktion auch der Einfluß auf den Kreislauf und auf die Sauerstoffaufnahme verfolgt. Nach Infusion der stromafreien Hämoglobinlösung kam es zu
einem erheblichen Anstieg von arteriellem Mitteldruck und gesamten peripheren Widerstand. Gleichzeitig nahmen Herzzeitvolumen, Schlagvolumen und
Herzfrequenz leicht, jedoch signifikant ab. Die möglichen Ursachen dieser
ausgeprägten Kreislaufwirkung, insbesondere Erhöhung des Sauerstoffangebots
und/oder des kolloidosmotischen Drucks, wurden diskutiert. - Das zum Vergleich in einer kleineren Kontrollgruppe ebenfalls untersuchte Human-Albumin (5%) beeinflußte den Kreislauf in ganz anderer Weise: bei einer leichten Erhöhung des Herzzeitvolumens und Schlagvolumens fiel der periphere
Widerstand gering ab, während der arterielle Mitteldruck und die Herzfrequenz sich nicht wesentlich änderten. Dies ist eine typische Plasmaexpan-
derwirkung, bedingt durch die Ausdehnung des Plasmavolumens und die dadurch
verursachte Hämodilution. Andererseits führte auch die Infusion der stromafreien Hämoglobinlösung ebenfalls, wenn auch weniger stark als Albumin, zu
einer Blutvolumenerhöhung und einem leichten Abfall des Hämatokrits, jedoch
zu einer eher pharmakologischen Wirkung auf den Kreislauf. Die Säure-Basen-
Verhältnisse blieben nach beiden Testlösungen unverändert, ebenso die gesamte Sauerstoffaufnahme. Die verminderte Durchblutung nach Hämoglobin wurde durch eine Zunahme der arterio-venösen Differenz des Sauerstoffgehalts
des Blutes, eine stärkere Sauerstoffausschöpfung also, wettgemacht. Die im
Vergleich zu Humanhämoglobin erniedrigte Sauerstoffaffinität von Schweineblut erlaubte bei gleichen Sauerstoffdruckwerten eine vermehrte Sauerstoffabgabe und begünstigte somit die Zunahme der $avDO_2$.

Der Sauerstoffgehalt des Plasmas nahm nach Infusion der Hämoglobinlösung
ganz erheblich zu. Eine arterio-venöse Differenz des Sauerstoffgehalts des
Plasmas konnte gemessen werden und zeigte das Sauerstoffabgabevermögen des
infundierten Hämoglobins an. Die Bindungskurve des infundierten Hämoglobins
lag im Druckbereich von 20 - 50 Torr sehr nahe der normalen Sauerstoffdisso-
ziationskurve menschlichen Blutes. Bei hohen PO_2-Werten bestand jedoch keine volle Aufsättigung des Plasmahämoglobins mit Sauerstoff, was auf eine
leichte Methämoglobinbildung zurückgeführt wurde.

Die Elimination des Hämoglobins erfolgte exponentiell über 10 - 15 Stunden
und einer Halbwertzeit von etwa 3,5 Stunden. Nur ein kleiner Teil, ca. 7%
wurde über den Urin ausgeschieden, das übrige Hämoglobin verschwand auf
anderen Wegen aus dem Plasma, teils durch Absorption über das Retikuloendo-
thelialsystem und Abbau zu Bilirubin, teils durch einfache Ablagerung im
Gewebe, wie aus Untersuchungen anderer Autoren hervorgeht. Durch den Abbau
großer Mengen Hämoglobin zu Bilirubin entstand ein geringer Bilirubinanstieg
im Plasma.

Was die Nierenfunktion betrifft, so verhielten sich beide Testlösungen ähnlich. Die Diurese wurde durch Hämoglobininfusion ebenso gesteigert wie durch Albumin, während Kreatininclearance, ^{51}Cr-EDTA-Clearance und Elektrolytausscheidung sich nicht signifikant veränderten. Ein Hinweis für eine Nierenschädigung ergab sich nicht.

Im HÄMORRHAGISCHEN SCHOCK hatte die Infusion der Hämoglobinlösung einen günstigen Einfluß auf den Kreislauf. Insbesondere der arterielle Mitteldruck und etwas geringer auch das Herzzeitvolumen, stiegen über die Normalwerte vor Schockbeginn an. Schlagvolumen, Herzfrequenz und peripherer Widerstand kehrten zu den Ausgangswerten zurück. Die im Schock entstandene metabolische Acidose wurde innerhalb von 2 Stunden vollständig korrigiert, der Hämatokrit fiel deutlich ab und zeigte die durch die Infusion der Hämoglobinlösung entstandene Hämodilution an, welche aus rheologischen Gründen der Perfusion dienlich ist. Die im Schock erniedrigte Sauerstoffaufnahme stieg wieder an und die avDO$_2$ verkleinerte sich.

Eine Blutretransfusion hatte ganz ähnliche Wirkungen auf den Kreislauf im hämorrhagischen Schock. Die Verbesserung der Hämodynamik schien etwas langsamer einzusetzen als nach Hämoglobininfusion, hielt aber länger an und stellte eine endgültige Therapie dar. Auch die Sauerstoffaufnahme stieg nach Blut stärker an als nach Hämoglobin, da letzteres bei einer Plasmakonzentration von etwa 2 g% notwendigerweise die Sauerstoffkapazität nicht in dem Maße erhöhen konnte wie Blut.

Im Schock vermochte die Infusion einer Hämoglobinlösung die stark eingeschränkte Nierenfunktion wieder in Gang zu bringen. Urinausscheidung, osmolare Clearance und Elektrolytexkretion erreichten oder überschritten die Normalwerte vor Schockbeginn. Kreatininclearance und der osmolare Quotient ^{U}/P blieben jedoch zunächst noch erniedrigt und sprachen für eine verminderte Konzentrationsleistung der Niere. Diese Veränderungen sind als hypoxämische Schädigung durch den Schockzustand aufzufassen und wurden in derselben Weise auch nach Blutretransfusion festgestellt. Lediglich eine geringe Harnstofferhöhung, die nach Blutretransfusion nicht bestand, könnte auf eine zusätzliche Hämoglobineinwirkung hindeuten.

Die Elimination des infundierten Hämoglobins, das ebenfalls eine Halbwertzeit von ca. 3,5 Stunden hatte, machte sich nach ca. 3 Stunden hämodynamisch bemerkbar: das Herzzeitvolumen begann wieder abzusinken und der periphere Widerstand stieg an. Spätestens nach 4-5 Stunden müßte also eine zweite Hämoglobininfusion gegeben werden oder besser eine endgültige Therapie im Form einer Bluttransfusion einsetzen. Es könnte jedoch unter Umständen kostbare Zeit bis zur Bereitstellung geeigneter Blutkonserven durch Anwendung stromafreier Hämoglobinlösungen gewonnen werden.

Summary

In 31 minipigs the effects of a stroma free hemoglobin solution (s.f.hem) on circulation, oxygen uptake and renal function were examined. These investigations aimed to find the possibilities of s.f.hem in blood replacement therapy. In contrast to plasma substitutes hemoglobin has a high oxygen capacity and therefore would be an almost ideal blood substitute. Because it lacks the specific erythrocyte antigens no blood typing or crossmatching would be required before us, while transfusion hepatitis could be avoided by special pretreatments like in protein solutions.

Initial studies were carried out in the normovolemic not anesthetised mini-pig. After the infusion of s.f.hem urine flow increased and creatinine clearance did not change.The elimination of hemoglobin from the plasma was relatively rapid with a half time of two and a half hours.

In the second part of the experiments the effects of s.f.hem were compared with the effects of human albumin solutions (5%) in the anesthetised normovolemic minipig. The infusion of s.f.hem raised mean arterial pressure and total peripheral resistance considerably, while at the same time cardiac output, stroke volume and heart rate decreased slightly, but significant. In the control group which 5% human albumin was given, cardiac output and stroke volume increased, while total peripheral resistance decreased and mean arterial pressure and heart rate were not changed. These are the well known effects of plasma or its substitutes due to an increase of blood volume and due to hemodilution. In contrast s.f.hem had a rather pharmacological action on the circulation, although blood volume increased and hematocrit fell. After both solutions under investigation the acid base status of the blood remained unchanged as did oxygen consumption.

The O_2-content of the plasma increased after infusion of s.f.hem and an arteriovenous difference of the O_2-content of the plasma could be measured. The dissociation curve of the infused plasma hemoglobin was found to be close to the normal O_2-binding curve of human blood at least in the range of 30 to 50 Torr, but deviated to the left at lower PO_2 values. Above 160 Torr plasma hemoglobin was not fully saturated with oxygen due to a slight methemoglobin formation.

S.f.hem was completely eliminated from the plasma within 10 to 15 hours with a half time of 3 1/2 hours in the anesthetised minipig. Only small amounts, 7 - 15%, were excreted in the urine. The larger part of the infused hemoglobin disappeared most likely due to absorption in the reticuloendothelial system and degradation to bilirubin, and also partly due to deposition in the tissues.

Both test solutions, s.f.hem and human albumin, had similar effects on renal function. Urine flow was raised, but there were no significant changes in creatinine or ^{51}Cr-EDTA clearances nor in the electrolyte excretion. Signs of renal damage were not found.

In hemorrhagic shock with a mean blood pressure of 40 Torr over 3 hours the infusion of s.f.hem was compared with retransfusion of previously shed blood and was found to have a favourable influence of the circulation.Especially mean arterial pressure, but also cardiac output, increased over control values before shock, stroke volume, heart rate and peripheral resistance returned to control values. The metabolic acidosis of the shock state was corrected within 2 hours after infusion of s.f.hem, while the hematocrit fell and indicated that hemodilution did occur. Oxygen uptake increased and the arteriovenous difference of the oxygen content of whole blood decreased again following the infusion.

A blood retransfusion had similar effects on the circution in shock. But the most important difference was a definite and long lasting correction of the shock state with blood retransfusion, while with s.f.hem the circulation started to deteriorate again about 3 hours after the infusion.

Renal function was restarted after 3 hours of hemorrhagic shock with infusion of s.f.hem as with blood. Urine flow, osmolar clearance and electrolyte excretion returned to control values before shock. But the creatinine clearance and the osmolar ratio ^{U}/P remained low and indicated a diminished concentrating capacity of the kidneys. These changes are due to hypoxemic damage caused by the shock state, since they do occur after blood retransfusion experiments as well. Only a small increase in urea, which did not occur after blood retransfusion, could be thought to be an effect of hemoglobin.

About 3 hours after infusion the elimination of s.f.hem from the plasma caused a fall in cardiac output and total peripheral resistance started to increase. After this time a second infusion of s.f.hem should be given, or even better, a final therapy with blood transfusions should be instituted. Eventually precious time might be saved until blood is available.

LITERATURVERZEICHNIS

1. ABEL, F.L., WALDHAUSEN, J.A., SELKURT, E.E.: Splanchnic blood flow in the monkey during hemorrhagic shock. Amer.J.Physiol. 208, 265-269 (1965).

2. AMBERSON, W.R., JENNINGS, J.J., RHODE, C.M.: Clinical experience with hemoglobinsaline solutions. J.Appl.Physiol. 1, 469-489 (1949).

3. ANDERSEN, M.N., MOURITZEN, C.V, GABRIELLE, E.R.: Hemoglobin-Clearance after hemolysis. Ann.Surg. 164, 905-912 (1966).

4. ARTZ, C.P., HOWARD, J.M., SAKO, Y., BRONWELL, A.W., PRENTICE, T.: Clinical experiences in early management of the most severely injured battle casualities. Ann.Surg. 141, 285-296 (1955).

5a. ASTRUP, P.: Depence of oxyhemoglobin dissociation and intraerythrocytic 2,3 DPG on acid base status of blood. F.Clin. and experimental studies. Adv.Exp.Med.Biol. 6, 67-79 (1970).

5b. STRUP, P.: Red cell ph and oxygen affinity of hemoglobin.New.Engl.J. Med. 283, 202-204 (1970).

6a. BARTELS,H., HILPERT,R., BARBEY, K., BETKE,K,. RIEGEL, K., LANG, E.M., METCALFE, J.: Respiratory functions of blood of the yak, lama, camel, Dybowski deer, and African elefant.Amer.J.Physiol. 205, 331-336 (1963).

6b. BARTELS, H.: Blood as a gas transport system. In: BARTELS, H. Prenatal respiration. 69-113 North-Holland research monographs, frontiers of biology Volume. 17 Amsterdam-London (1970).

7a. BAUER, Ch.: Der Einfluß von Aldosteron und Cortisol auf die Sauerstoffaffinität des Blutes. Pflügers Arch.ges.Physiol. 300, R5 (1968).

7b. BAUER, Ch., KNORPP,K., BARTELLS, H.: Die Atmungsfunktion des Blutes nach akuter schwerer Hämorrhagie. Beitr.Klin.Tuberk. 141, 153-156 (1969).

7c. BAUER, Ch., LUDWIG,M., LUDWIG, L., BARTELS, H.: Factors governing the oxygen affinity of human adult and foetal blood. Resp.Physiol. 7, 271-277 (1969).

7d. BAUER, Ch., BARTELS, H.,: Interaction between O_2, CO_2, 2,3-DPG, H^+, and the hemoglobin molecule. In: Synthesis, Structure and function of hemoglobin. Int. Symposium Bad Nauheim (1971).

8. BENESCH, R., BENESCH, R.E.: Intracellular organic phosphates as regulators of oxygen release by hemoglobin. Nature 221, 618-622 (1969).

9. BERGENTZ, S.E.: Pathophysiologie der Mikrozirkulation. In: JUST, O.H-. und H. LUTZ. Genese und Therapie der hämorrhagischen Schocks. S. 26-29. Stuttgart: Thieme 1966.

10. BIRNDORF, N., LOPAS,H.: Effects of red cell stroma- free hemoglobin solution on renal function in monkeys. J.Appl.Physiol. 5, 573-578 (1970).

11. BIRD, C.G.: Oxygen tension and blood oxygen content. Anesthesia 26, 192-198 (1971).

12. BLÖHMER, A., KARSUNSKY, K.-P., METZ, J., TAUGNER, R.: Zum Schicksal, vor allem zur Nierenausscheidung von exogenem Hämoglobin und Myoglobin bei der Ratte. Z.ges.exp.Med. 155, 112-127 (1971).

13a. BONHART, K.: Persönliche Mitteilung.

13b. BONHART, K.: Preparation and function of an infusable hemoglobin solution. In: Synthesis, structure and function of hemoglobin. Int. Symposium Bad Nauheim (1971).

14. BRANDT, J.L., FRANK, N.R., LICHTMAN, H.C.: The effects of hemoglobin solution on renal functions in man. Blood 6, 1152-1158 (1951).

15. BUCHBORN, E.: Akutes Nierenversagen. In: Siegenthaler, W.: Klinische
    Pathophysiologie, S. 784-786. Stuttgart: Thieme 1970.
16. BURCK, H.-Ch., AUGST, J.: Tierexperimenteller Beitrag zum Nierenversa-
    gen durch Hämoglobin. In: Aktuelle Probleme der Dialyseverfahren
    und der chronischen Niereninsuffizienz. Hrsgb. P.v.Dittrich. IV.
    Innsbrucker Symposium 1971.
17. BÜNEMANN, H., THAOS, G., NIESEL,W.: Vergleichende Untersuchung der Sau-
    erstoffbindungskurven des Blutes von gesunden und kranken Personen.
    Klin.Wschr. 39, 857-867 (1961).
18. COKELET, G.R., MEISELMANN, H.J.: Rheological comparison of hemoglobin
    solution and erythrocyte suspensions. Science 162, 275-277 (1968).
19. CREUTZFELD, W., SEVERIDT, H.-J., SCHMITT, H., GALLASCH, E., ARNDT, H.J.,
    BRACHMANN, H., SCHMIDT, G., TSCHOEPE, U.: Untersuchungen über Häu-
    figkeit und Verlauf der ikterischen und anikterischen Transfusions-
    hepatitis. Dtsch.med.Wschr. 91, 1813-1820 (1966).
20a. CROWELL, J.W., FORD, R.G., LEWIS. V.M.: Oxygen transport in hemorrhagic
    shock as a function of the hematocrit ratio. Am.J.Physiol. 196,
    1033-1038 (1959).
20b. CROWELL, J.W., SMITH, E.E.: Oxygen deficit and irreversible hemorrhagic
    shock. Amer.J.Physiol. 206, 313-316 (1964).
21. DARBY, T.D., WATTS, D.T.: Acidosis and blood epinephrine levels in hem-
    orrhagic hypotension. Amer.J.Physiol. 206, 1281-1284 (1964).
22. DARLING, R.D. ROUGHTON, F.J.W.: The effect of methemoglobin on the equi-
    librium between oxygen and hemoglobin. Amer.J.Physiol. 137, 56-68
    (1942).
23a. GAUER, O.H.: Osmocontrol versus volume control. Fed.Proc. 27, 1132-1136
    (1968).
23b. GAUER, O.H., HENRY, J.P., BEHN. C.: The regulation of extracellular
    fluid volume. Ann.Rev.Physiol. 32, 547-595 (1970).
24. GERST, P.H., RATTENBORG, Ch., HOLADAY, D.A.: The effects of hemorrhage
    on pulmonary circulation and respiratory gas exchange. J.Clin.
    Invest. 38, 524-538 (1959).
25. GIBSON, Q.H.: The reaction of oxygen with hemoglobin and the kinetic
    basis of the effect of salt on binding of oxygen. J.biol.Chem. 245,
    3285-3288 (1970).
26. GOODYER, A.V.N.: Left ventricular function and tissue hypoxia in irre-
    versible hemorrhagic and endotoxin shock. Amer.J.Physiol. 212, 444-
    450 (1967).
27a. GRIEM, W.G., CZOK, W.G., LANG, K.: Histologische und physiologische Un-
    tersuchungen an Ratten nach Verabreichung des Plasmaexpanders Geli-
    fundol. Der Anaesthesist 13, 321-324 (1964).
27b. GRIEM, W., CZOK, G.: Tierexperimentelle Untersuchungen über morphologi-
    sche Veränderungen durch Plasmaexpander. In: LANG, K., FREY, R.,
    HALMAGYI, M.: Infusionstherapie. Anaesthesiologie und Wiederbelebung,
    Band 13, S. 205-213. Berlin-Heidelberg-New York: Springer 1966.
28a. GROTHE, J.: Die Bestimmung der Sauerstoffbindungskurve von hochverdünn-
    ten Hämoglobinlösungen. Pflügers Arch.ges.Physiol. 296, 202-211
    (1967).
28b. GROTHE, J.: Physiologie und Pathophysiologie des Sauerstofftransportes
    im Blut. In FREY, R., HALAMAGYI, LANG, K., THEWS, G.: Hypoxie, Grund-
    lagen und Klinik, S. 18-34. Anaesthesiologie und Wiederbelebung, Bd.
    30. Berlin-Heidelberg-New York: Springer 1969.
28c. GROTHE, J.: Probleme der Sauerstoffversorgung der Organe im Schock. In:
    ZIMMERMANN, W.E., STAIB, J.: Schock, Stoffwechselveränderungen und
    Therapie. S. 101-115. Stuttgart: Schattauer 1970.
29. GRUBER, U.F.: Blutersatz. Berlin-Heidelberg-New York: Springer 1968.
30a. GUYTON, A.C., LINDSEY, A.W., KAUFMANN, B.N., ABERNATHY, J.B.: Effect of
    blood transfusion and hemorrhage on cardiac output and on the venous
    return curve. Amer.J.Physiol. 194, 263-267 (1958).

30b.GUYTON, A.C., COLEMAN, T.G.: Longterm regulation of the circulation:
    Interrelationships with body fluid volumes. In: Physical bases of
    circulatory transport: Regulation and Exchange. S. 179-201. (REEVE,
    E.B., GUYTON, A.C., Eds. Saunders, Philadelphia-London, 1967.
31. HAMILTON, P.B., HILLER, A., VAN SLYKE, D.D.: Renal effects of hemoglo-
    bininfusions in dogs in hemorrhagic shock. J.Exptl.Med. 86, 447-487,
    (1947).
32. HARBOE, M.: A method for determination of hemoglobin in plasma by near-
    ultraviolet spectrophotometry. Scand.J.clin.lab.Invest. 11, 66-70
    (1959).
33. HARDAWAY, R.M., BYUNKYN, C., RUTHERFORD, R.B.: Coagulation shock in
    various species including man. Acta Chir.Scand. 130, 157-164 (1965).
34. HEDDEN, M.: A simplified method for the determination of oxygen content
    in blood. Brit.J.Anaest. 42, 15-18 (1970).
35. HENRY, J.P., GAUER, O.H., SIEKER, H.O.: The effect of moderate changes
    in blood volume on left and right atrial pressures. Circ. Res. 4,
    91-94 (1956).
36. HERD, J.A.: Overall regulation of the circulation. Ann. Rev. Physiol.
    32, 289-312 (1970).
37. HEIDLAND, P., KLÜTSCH, K., SCHNEIDER, K.W., GATHOF, A.G.: Die Wirksam-
    keit verchiedener Plasmaexpander auf Nierenhämodynamik und Blutvo-
    lumen. Proc. 10th Congr.europ.Soc.Haemat. 2, 1530-1536 (1965).
38. HEISLER, N.: Persönliche Mitteilung.
39. HILPERT, P., FLEISCHMANN, R.G., KEMPE, D., BARTELS, H.: The Bohr effect
    related to blood and erythrocyte ph. Amer.H.Physiol. 205, 337-340
    (1963).
40. HÖLSCHER, B.: Zur Wirkung eines gleichvolumigen Blutersatzes mit einem
    höher molekularen Gelatinepräparat auf die Niere nach Entblutungs-
    hypotonie. Arzneim.Forsch. 20, 1901-1904 (1970).
41. HUNZER, F.T., GROVE-RASSMUSSEN, M., SOUTTER, L.: Spectrophotometric
    method for quantitating hemoglobin in plasma or serum. Am.J.Clin.
    Path. 20, 429-433 (1950).
42. JAENICKE, J.R.: The renal lesion associated with hemoglobinuria. J.
    Exper.Med. 123, 523-535 (1966).
43. JARNUM, S.: Pathophysiology of plasma Proteins with special reference
    to hypoproteinaemic states. Bibl.Haematol. 23, 1089-1095 (1965).
44. KESSLER, E., HUGHES, R.C., ORLANDO, C., SHAMLOU, G.: Comparative effects
    of saline and isoncotic albumin in saline on sodium excretion. Proc.
    Soc. Exptl.Biol.Med. 125, 543-548 (1967).
45. KIESE, M.: Empfindliche photometrische Verfahren zur Bestimmung von Hä-
    miglobin und Hämoglobin. Naunyn-Schmiedeberg Arch.exptl.Path.Pharm.
    204, 190-202 (1947).
46a.KLÜTSCH, K.A., HEIDLAND: The influence of various volume expanders on
    renal function during hypo- and normovolemia. Bibl.Haem. 33, 380-
    397 (1969).
46b.KLÜTSCH, K.: System- und Nierenzirkulation bei Hypovolämie. In: KLÜTSCH,
    K., WOLLHEIM, E., HOLTMEIER, J.J. Die Niere im Kreislauf. S. 79-84.
    Stuttgart: Thieme 1971.
47. KNOX F.G., HOWARD, S.S., WRIGHT, F.S., DAVIS, B.B., BERLINER, R.W.:
    Effect of dilution and expansion of blood volume on proximal sodium
    reabsorption. Amer.J.Physiol. 215, 1041-1048 (1968).
48. KONOLD, P., SCHRADER, C.-P., KIENINGER, G., OTTEN, G., REBHOLZ, E.:
    Blasenkatheterisierung und Ureterensondierung bei weiblichen Zwerg-
    schweinen. Z.ges.exp.Med. 157, 160-163 (1972).
49. LATHEM, W.: The renal excretion of hemoglobin: Regulatory Mechanismus
    and the differential excretion of free and Proteinbound hemoglobin.
    J.Clin.Invest. 38, 652-658 (1959).
50. LEIGH,J.M., TYRELL,M.F.,STRICKLAND, D.A.P.: Simplified versions of the
    shunt and oxygen consumption equations.Anaesthesiol.30,468-470(1968).

51. LEVINSKI, N.G., LALONE, R.C., MOSS, J.S.: The mechanism of sodium
    diuresis after saline infusion in the dog. J.clin.Invest. _42_, 1261-
    1276 (1963).
52. LEWY, J.E., WINDHAGER, E.E.: Peritubular control of proximal tubular
    fluid reabsorbation in the rat kidney. Amer.J.Physiol. _214_, 943-
    954 (1968).
53. LINKENBACH, H.J., ECKERT, P., GAUER, O.H.: Nachweis eines diuretischen
    Faktors im menschlichen Serum während der durch Expansion des intra-
    thorakalen Blutvolumens ausgelösten Diurese. Pflügers Arch. _293_,
    107-114 (1967).
54. LUTZ, H., HALLWACHS, O.: Die Nierenfunktion nach Infusion verschiedener
    Plasmaersatzlösungen. In: FEUERSTEIN, V, Anaesthesiologie und Wieder-
    belebung, Bd 36, 83-92. Berlin-Heidelberg-New York: Springer 1969.
55. LÜBBERS, D.W.: Die kritische Sauerstoffversorgung des Gehirns. In:
    Hypoxie, Anaesthesie und Wiederbelebung Bd. 30, S. 35-42. Berlin-
    Heidelberg-New York: Springer 1969.
56. MAYERS, L.B., FORSTER, R.E.: A rapid method for measuring blood oxygen
    content utilizing the oxygen electrode. J.Appl.Physiol. _21_, 1393-
    1396 (1966).
57. MESSMER, K., BRENDEL, W., HOLPER, K., SUNDER-PLASMANN, L.: Extreme Blut-
    verdünnung durch Volumensubstitution.In: Hypoxie,Anesthesie und Wie-
    derbelebung,Bd. 30,S.55-62.Berlin-Heidelberg-New York:Springer 1969.
58. MILLER, J.H., Mc.DONALD, R.K.: The effect of hemoglobin on renal func-
    tion in the human. J.Clin.Invest. _30_, 1033-1040 (1951).
59. MOLL, W., BARTELS, H.: Oxygen binding in the blood of mammals. In: LÜB-
    BERS, D.W. Oxygen transport in blood and tissue. Stuttgart: Thieme
    1968.
60. MURRAY, R.K., CONNELL, G.E., PERT, J.H.: The role of haptoglobin in the
    clearance and distribution of extra-corpuscular hemoglobin. Blood _17_,
    45-53 (1961).
61. MURRAY, J.F. GOLD, P.H., JOHNSON, B.L.: Systemic oxygen transport in
    induced normovolemic anemia and polycythemia. Amer.J.Physiol. _203_,
    720-724 (1962).
62. NIZET, A.: Influence of serum albumin and dextran on sodium and water
    excretion by the isolated dog kidney. Pflügers Arch. _301_,7-15 (1968).
63. OSTROW, J., JAHNDL, J.H., SCHMID, R.: The formation of bilirubin from
    hemoglobin in vivo. J.clin.Invest. _41_, 1628-1637 (1962).
64. O'SHAUGHNESSY, L., MANSELL, H.E., SLOME, D.: Hemoglobin solution as a
    blood substitute. Lancet _2_, 1068-1069 (1939).
65. PESKIN, G.W., O'BRIEN, K, RABINER, S.F.: Stroma-free hemoglobin solu-
    tion. The "ideal" blood substitute? Surgery _66_, 195-193 (1969).
66. PINTERA, J., THOMASEK, V.: The protective influence of haptoglobin on
    hemoglobinurie kidney. Int.Zschr.Klin.Pharm.Ther.Toxikol._4_, 371-377
    (1970).
67. POWER, G.G.: Solubility of O_2 and CO_2 in blood and pulmonary and placen-
    tual tissue. J.Appl.Physiol. _24_, 468-474 (1968).
68. PRATHER, J.W., TAYLOR, A.E.,GUYTON, A.G.: Effect of blood volume, mean
    circulatory pressure, and stress relaxation on cardiac output.Amer.J.
    Physiol. _216_, 467-472 (1969).
69. PRICE, H.L., DEUTSCH, S., MARSHALL, B.E., STEPHEN, G.W., BEHAR, M.G.,
    NEUFELD, G.R.: Hemodynamic and metabolic effects of hemorrhage in
    man, with particular reference to the splanchnic circulation.Circulat
    Res. _18_, 469-474 (1966).
70a. RABINER, S.F., HELBERT, J.R., LOPAS, H., FRIEDMANN, L.: Evaluation of
    a stroma-free hemoglobin solution for use as a plasma expander. J.
    Exptl.Med. _126_, 1127-1142 (1967).
70b. RABINER, S.F., FRIEDMANN, L.H.: The role of intravascular hemolysis
    and the reticuloendothelial system in the production of a hypercoagul-
    able state.Brit.J.Haematol._14_,105-118 (1968).

70c. RABINER S.F., O'BRIEN, K., PESKIN, G.W., FRIEDMANN, L.: Further studies
     with stroma-free hemoglobin solution. Ann.Surg. 171, 615-622 (1970).
71. REGAN, T.J., FRANK, M.J., LEHAM, P.H.: Myocardial blood flow and oxygen
     uptake during acute red cell volume increments.Circulat.Res. 13,
     172-181 (1963).
72a. RIEGEL, K.: Die Gastransportfunktion des Blutes bei Anämien des Kindes-
     alters. Dtsch.med.Wschr. 87, 1947-1952 (1962).
72b. RIEGEL, K.: Die Atemgastransportgrößen des Blutes im Kindesalter. Fort-
     schr.Pädol. 1, 147-154 (1965).
73. ROSSI-FANELLI,A., ANTONINI, E., CAPUTO, A.: Studies of the relations
     between molecular and functional properties of hemoglobin. J.biol.
     Chem. 236, 397-400 (1961).
74. RORTH, M.: In vitro studies on reduced and oxygenated blood. Scand.J.
     Clin.Lab.Invest. 26, 43-46 (1970).
75. SCHMIDT-NIELSEN, K., TAYLOR, C.R.: Red blood cells: Why or why not.
     Science 162, 274-275 (1968).
76. SCHMIER, J.: Schock und Sauerstoffmangel. In JUST, O.H., LUTZ, H. Gene-
     se und Therapie des hämorrhagischen Schocks. S. 26-29. Stuttgart:
     Thieme 1966.
77. SCHORER, R.: Die Technik der Thermo-Injektionsmethode mit Direktanzeige
     zur Bestimmung des Herzzeitvolumens. Prakt.Anaesth. Wiederbel. 2,
     28-40 (1967).
78. SCHRÖDER, J.: Vereinfachte Clearance-Technik mit Radioisothopen. Rönt-
     genpraxis 23, 149-157 (1970).
79. SCHÜTTERLE,MÜLLER-BERGHAUS, G., MÜLLER, K., GOUBEAUD, G., KRAUSE, W.:
     Renale Mikrozirkulation im Schock. In: KLÜTSCH, K., WOLLHEIM, E.,
     HOLTMEIER, H.J. Die Niere im Kreislauf. S. 89-98. Stuttgart: Thie-
     me 1971.
80a. SELKURT, F.E., ELPERS, M.J.: Influence of hemorrhagic shock on renal
     hemodynamic and osmolar clearance in the dog. Amer.J.Physiol. 205,
     147-152 (1963).
80b. SELKURT, F.E.: Primate kidney function in hemorrhagic shock. Amer.J.
     Physiol. 217, 955-961 (1969).
81. SEVERINGHAUS, J.W.: Oxyhemoglobin dissociation curve correction for
     temperature and ph variations in human blood. J.Appl.Physiol. 12,
     485-486 (1958).
82. SHARE, L.: Control of plasma ADH titer in hemorrhage: role of atrial
     and arterial receptors. Amer.J. Physiol. 215, 1384-1389 (1968).
83. SHEN, S.C.: Urobilinogen excretion after hemoglobin infusion in pa-
     tients with normal hematologic and hepatic findings. Proc.Soc.Exp.
     Biol.Med. 105, 264-268 (1960).
84. SIEGENTHALER, W.: Klinische Pathophysiologie. S. 784-786. Stuttgart:
     Thieme 1970.
85. SKILLMANN, J.J., LAUBER, D.P., HICKLER, R.B., LYONS, J.H., OLSON, J.E.,
     BALL, M.R., MOORE, F.D.: Hemorrhage in normal man: Effect on Renin,
     Cortisol, Aldosterone, and Urine composition. Ann.Surg. 166, 865-
     885 (1967).
86a. SLOVITER, H.A., PETKOVIC, M., OGOSHI, S., YAMADA, H.: Dispersed fluoro-
     chemicals as substitudes for erythrocytes in intact animals. J.Appl.
     Physiol. 27, 666-668 (1969).
86b. SLOVITER, H.A., YAMADA, H., OGOSHI, S.: Some effects of intravenously
     administered dispersed fluorochemicals in animals. Fed. Proc. 29,
     1755-1757 (1970).
87. STOPFREGEN, J., HEISSLER, N., SCHORER, R.: Die Aufrechterhaltung und
     Überwachung der Homöostase bei Respiratorbehandlung. In: JUST, O.H.,
     STÖCKL, H.: Die Ateminsuffizienz und ihre klinische Behandlung.
     S. 161-167. Stuttgart: Thieme 1967.
88. TAKAORI, M., SAFAR, P.: Treatment of massive hemorrhage with colloid
     and crystalloid solutions. Jama 199, 297-302 (1967).

89. TAZAWA, H.: Measurement of O_2 content in microliter blood samples.
     J.Appl.Physiol. <u>29</u>, 414-416 (1970.
90a. THURAU, K.: Renal Hemodynamics. Amer.J.Med. <u>36</u>, 698-719 (1964).
90b. THURAU, K.: Intrarenale Mechanismen zur Einstellung der NaCl-Ausschei-
     dung. In: KLÜTSCH, K., WOLLHEIM,E., HOLTMEIER, H.-J. Die Niere im
     Kreislauf. S. 79-84. Stuttgart: Thieme 1971.
91. TRUNIGER, B.: Klinische Aspekte der intrarenalen Hämodynamik. Schweiz.
     med.Wschr. <u>99</u>, 121-215 (1969).
92. UNSELD, H.M. TRÖMER,W., SCHORER, R.: Einfluß der Narkose auf die Bezie-
     hung Blutmenge-Herzzeitvolumen im höheren Lebensalter. 208-215
     Anaesthesiologie und Wiederbelebung, Bd. <u>47</u>. Berlin-Heidelberg-
     New York: Springer 1970.
93. USAMI, S., CHIEN,S., GREGERSEN, M.J.: Hemoglobin solution as a Plasma
     Expander: Effects on blood viscosity (35464). Proc.Soc.Exper.Biol.
     Med. <u>136</u> (1971). 1232-1235.
94. VASSALI, P., SIMON, G., RONILLER, G.: Electron microscopic study of
     glomerular lesions resulting from intravascular fibrin formation.
     Amer.J.Pathol. <u>43</u>, 578-617 (1963).
95. de VERDIER, C.-H., GARBY, L., HJELM, M., ASTRUP, P., RÖRTH, M.: The
     erythrocyte as a vehicle for oxygen with self-regulating adjustment
     of unloading. Scand.J.Clin.Lab.Invest. <u>26</u>, 193-198 (1970).
96. VINEYARD, G.C. BRADLEY, B.E., DEFALCO, A., LAWSON, D., WAGNER, Th.A.,
     PASTIS, W.K., NARDELLA, F.A., HAYES, J.R.: Effect of hydroxyethyl
     starch on plasma volume and hematocrit following hemorrhagic shock
     in dogs. Comparison with dextran, plasma and Ringer's. Ann. Surg.
     <u>164</u>. 891-899 (1966).
97. WALDECK, F.: Lageveränderung der O_2-Bindungskurve durch Erythrozyten-
     kationen- und Hämoglobinkonzentration. Klin.Wschr. <u>47</u>, 1068-1078
     (1969).
98. WALTEMATH, Ch.L.: Oxygen, uptake, transport, and tissue utilization.
     Anesthesia and Analgesia.Current Researches <u>49</u>, 184-203 (1970).
99. WISE, W., HEAD, L.R., MORSE, M., ALLEN, J.G.: The physiological effects
     of acute anemia produced by the replacement of serial hemorrhages
     with dextran, plasma and whole blood. Surg. Forum <u>8</u>, 18-22 (1957).
100. WRIGHT, F.S., DAVIS, J.O., JOHNSTON, C.J., HOWARDS, S.S.: Renal sodium
     excretion after volume expansion with saline and blood. Proc.Soc.
     Exptl.Biol.Med. <u>128</u>, 1044-1051 (1968).

SACHVERZEICHNIS